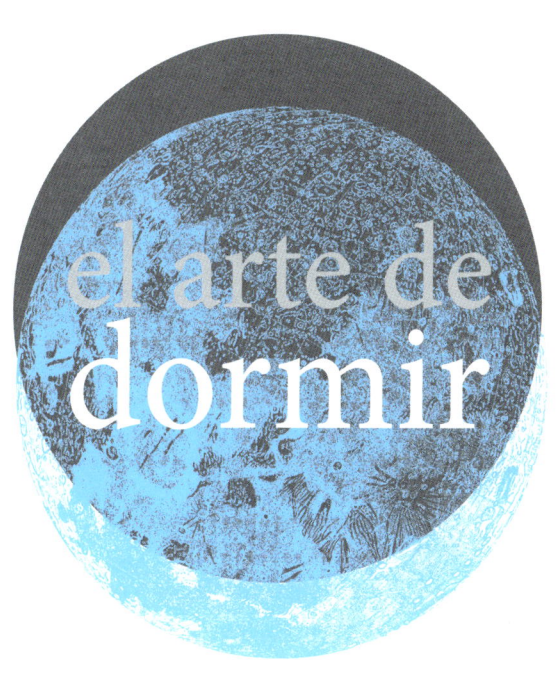

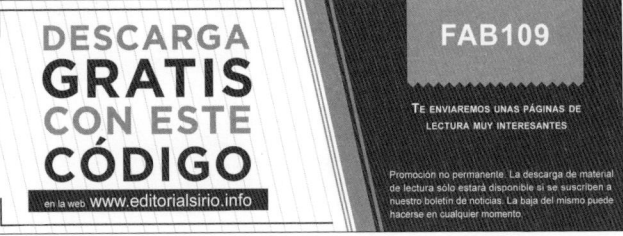

La información contenida en este libro se basa en las investigaciones y experiencias personales y profesionales del autor y no debe utilizarse como sustituto de una consulta médica. Cualquier intento de diagnóstico o tratamiento deberá realizarse bajo la dirección de un profesional de la salud.

La editorial no aboga por el uso de ningún protocolo de salud en particular, pero cree que la información contenida en este libro debe estar a disposición del público. La editorial y el autor no se hacen responsables de cualquier reacción adversa o consecuencia producidas como resultado de la puesta en práctica de las sugerencias, fórmulas o procedimientos expuestos en este libro. En caso de que el lector tenga alguna pregunta relacionada con la idoneidad de alguno de los procedimientos o tratamientos mencionados, tanto el autor como la editorial recomiendan encarecidamente consultar con un profesional de la salud.

Título original: The Art of Sleeping
Traducido del inglés por Roc Filella Escolá
Diseño de portada: Editorial Sirio, S.A.
Maquetación de interior: Toñi F. Castellón

© de la edición original
   Rob Hobson

Publicado en inglés por Harper Collins Publishers, 2019

© de la presente edición
   EDITORIAL SIRIO, S.A.
   C/ Rosa de los Vientos, 64
   Pol. Ind. El Viso
   29006-Málaga
   España

www.editorialsirio.com
sirio@editorialsirio.com

I.S.B.N.: 978-84-18000-40-9
Depósito Legal: MA-482-2020

Impreso en Imagraf Impresores, S. A.
c/ Nabucco, 14 D - Pol. Alameda
29006 - Málaga

Impreso en España

Puedes seguirnos en Facebook, Twitter, YouTube e Instagram.

Cualquier forma de reproducción, distribución, comunicación pública o transformación de esta obra solo puede ser realizada con la autorización de sus titulares, salvo excepción prevista por la ley. Diríjase a CEDRO (Centro Español de Derechos Reprográficos, www. cedro.org) si necesita fotocopiar o escanear algún fragmento de esta obra.

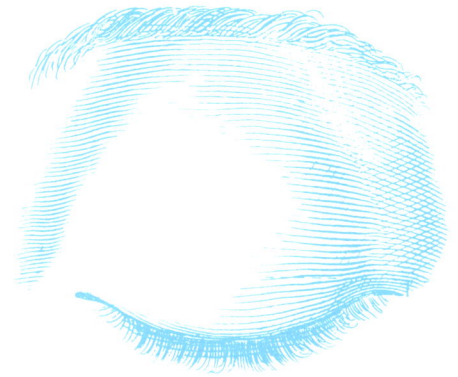

Rob Hobson

Libro diseñado por Steve Wells

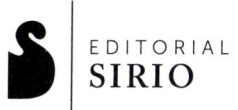

ÍNDICE

página 12 INTRODUCCIÓN

página 17 CAPÍTULO UNO: EL SUEÑO
- ¿Por qué dormir?
- El ritmo circadiano
- Hay un reloj en tu cuerpo
- La arquitectura del sueño
- Los sueños
- Las pesadillas
- El poder de la mente

página 53 CAPÍTULO DOS: EL SOPOR
- El arte de la siesta
- ¿Alondra o búho?
- Los ciclos del sueño

página 73 CAPÍTULO TRES: HORA DE ACOSTARSE
- Querido diario

página 83 CAPÍTULO CUATRO: EL COMPORTAMIENTO
- ¡Luces fuera!
- Desintoxicación digital
- Toma el fresco
- Date un baño
- Libera la mente
- Ponte cómodo
- No pares

página 105   **CAPÍTULO CINCO: EL AMBIENTE**
- El desorden provoca estrés
- La ropa de cama

página 117   **CAPÍTULO SEIS: LA ALIMENTACIÓN**
- Comer bien para dormir bien
- Productos nocivos
- Productos sanos
- Los enemigos del sueño
- Hierbas y suplementos
- Todo está en planificar
- Tónicos para dormir

página 153   **CAPÍTULO SIETE: *MINDFULNESS***
- ¿Qué te quita el sueño?
- Relaja todos los músculos
- Alimenta los sueños
- No olvides respirar

página 177   **CAPÍTULO OCHO: EL RITUAL**
- El arte de dormir

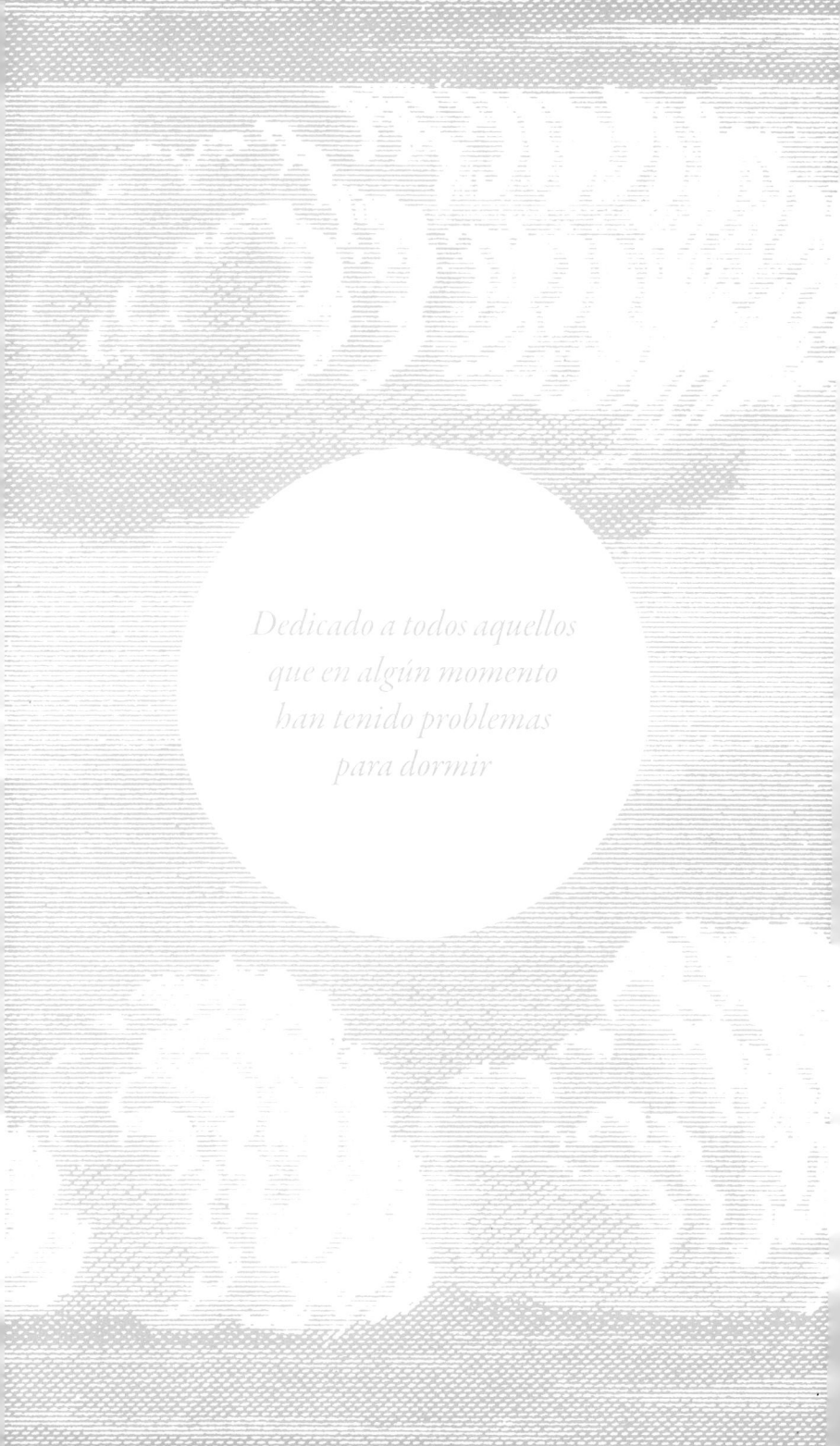

*Dedicado a todos aquellos
que en algún momento
han tenido problemas
para dormir*

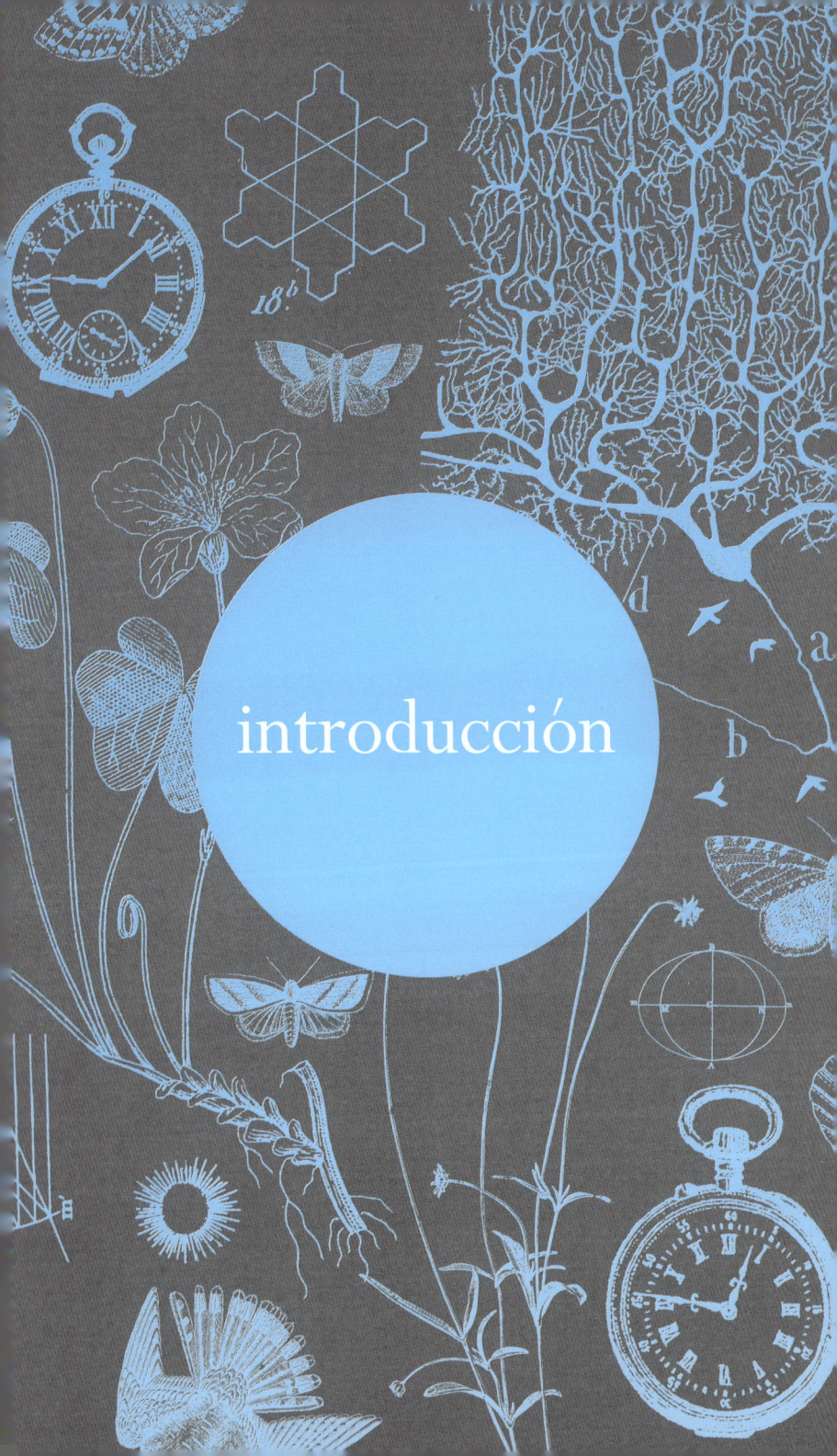

introducción

SOÑAR CON DORMIR

La mayoría de las personas nos pasamos una tercera parte de la vida durmiendo, pero no todas dormimos bien. El tiempo que dormimos y la calidad del sueño que conseguimos durante la noche pueden provocar cansancio y fatiga, una realidad que se puede sentir en todos los ámbitos de la vida cotidiana, y afectar a las emociones y a la capacidad de centrarnos en las tareas diarias, así como al apetito, las relaciones y la memoria.

Muchas personas subestiman la importancia del sueño, viven a diario con síntomas de fatiga y, en lugar de atacar la raíz del problema, lo enmascaran. De modo que la falta de sueño se ha convertido en un asunto importante que se ignora con suma facilidad, pero si las dificultades para dormir no se resuelven pueden provocar dolencias con consecuencias graves para la salud en general.

Dormir es la forma natural de descansar, con los ojos cerrados, los músculos relajados, el sistema nervioso inactivo y la conciencia prácticamente en suspenso. Es un período vital de reparación y abastecimiento, un tiempo en que el cerebro tiene oportunidad de procesar la información, los recuerdos y las experiencias.

Dormir es fundamental y, sin duda, uno de los pilares de la buena salud. Una dieta saludable y el ejercicio físico son, en última instancia, decisiones personales; en cambio, en el sueño intervienen muchos factores que a veces no podemos controlar. Puedes prepararte una comida sana, organizarte para ir al gimnasio a primera hora de la mañana, pero tumbarte en la cama y conciliar el sueño puede ser un poco más complicado.

Muchos somos víctimas de la cultura de «abierto las veinticuatro horas» en la que vivimos, con las exigencias y las expectativas laborales y de la vida en general, además del impacto de las redes sociales, que influyen sobremanera en nuestro modo de vivir. Este estilo de vida puede pasar factura en forma de problemas para dormir bien y, aunque creas que te las puedes arreglar sin dormir mucho, puedes estar seguro de que no es así. Muchos hemos desarrollado estrategias de respuesta para funcionar todos los días (¿te suena ese café de las once de la mañana?) en lugar de dar un paso atrás para abordar el verdadero problema, que es no poder dormir.

Después de años de batallar contra el insomnio, pasé a interesarme de modo particular por los estudios sobre diferentes maneras de conseguir dormir bien, y lo más acertado que te puedo decir es que no existe una forma universal de hacerlo.

En esta guía personal y práctica, basada en la investigación científica más reciente y la opinión de los especialistas, dividiré y asentaré el arte de dormir en tres principales pilares: el **C**omportamiento o conducta, el **Am**biente o entorno y la **A**limentación o dieta, que podemos resumir en el acrónimo CAMA. Cuando entiendas cuál es tu estilo de vida, podrás desarrollar tu propio ritual.

Mi batalla personal con el sueño es la que me impulsó a escribir *El arte de dormir*; sin embargo, lo que pretendo es que el libro sirva para todos: para quienes tienen problemas de insomnio parecidos, para quienes busquen un sueño de mejor calidad, o sencillamente para aquellos a quienes les interese la mecánica del dormir bien. Espero que la lectura de estas páginas te ayude a conseguir dormir como sueñas hacerlo.

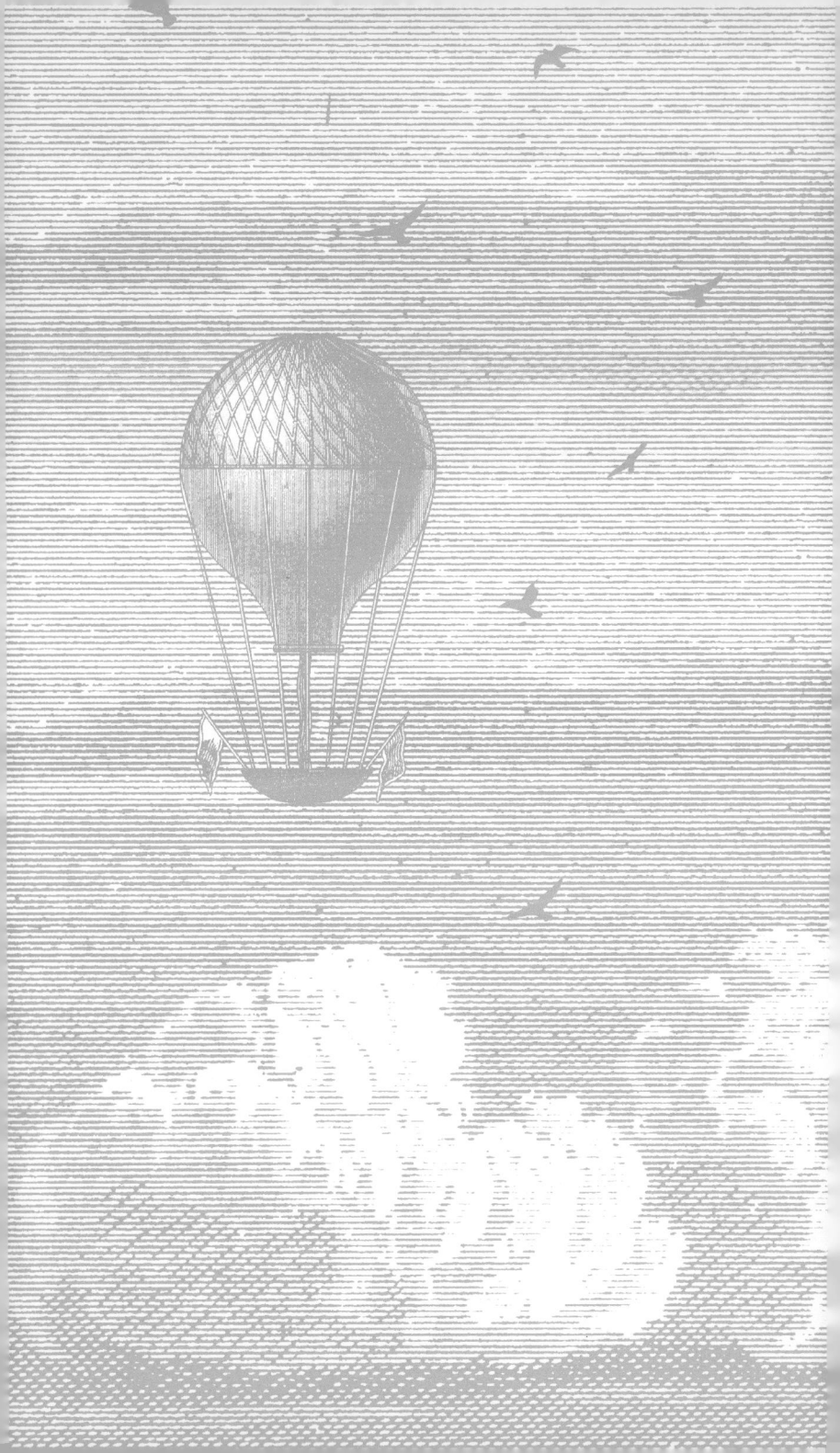

CAPÍTULO UNO

el sueño

«El sueño es esa cadena de oro que nos ciñe la salud al cuerpo».

Thomas Dekker

El sueño es un estado del cuerpo y la mente que habitualmente se prolonga varias horas todas las noches, y en el que el sistema nervioso está inactivo, los ojos cerrados, los músculos posturales relajados y la conciencia prácticamente en suspenso.

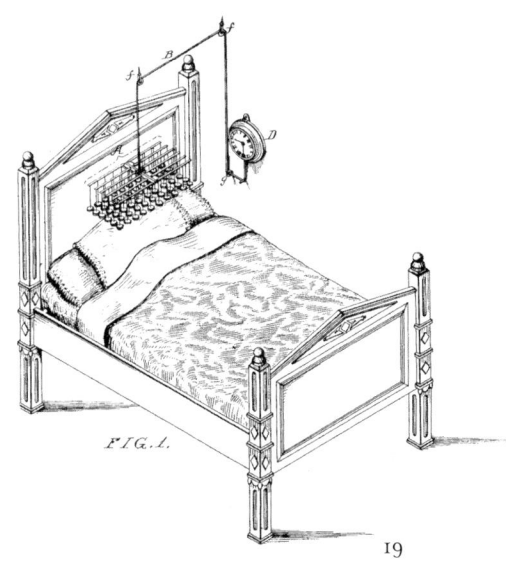

- cabezada
- duermevela
- siesta
- echarse un rato
- trasponerse

descansar

sueñecito

acostarse

dormitar

adormecerse

modorra

- Se considera que mientras duermes descansas, pero el cuerpo se emplea a fondo en asegurar que te mantengas en perfectas condiciones de salud

- El cerebro procesa la información, los recuerdos y las experiencias

- Aumenta la hormona del crecimiento y contribuye a reparar los tejidos corporales

Se obtienen a mayor velocidad proteínas que contribuyen al crecimiento y la reparación del cuerpo

¿POR QUÉ DORMIR?

Se incrementa la producción de células epiteliales, inmunitarias y glóbulos rojos

Dormir es fundamental para la vida cotidiana e influye en muchos ámbitos que afectan a nuestra salud y bienestar diarios, entre ellos:

Atención
Concentración
Creatividad
Percepción
Aprendizaje
Memoria
Decisiones
Emociones
Relaciones

EL RITMO CIRCADIANO

¿Te has preguntado alguna vez por qué todas las noches te entra el sueño más o menos a la misma hora y todas las mañanas te despiertas más o menos a la misma hora? Sencillamente, es parte de tu ritmo circadiano.

Los ritmos circadianos son ciclos de unas veinticuatro horas que intervienen en los procesos fisiológicos de los seres vivos –incluidos los animales, las plantas, los hongos y las cianobacterias–, están presentes en todas las células del cuerpo y ayudan a establecer los patrones del sueño controlando los flujos de hormonas y otros procesos biológicos. Los ritmos circadianos se rigen por el reloj interior del cuerpo, y en ellos influyen factores ambientales como la luz y la temperatura; el ciclo sueño/vigilia es un ejemplo de ritmo circadiano relacionado con la luz que determina nuestro patrón de sueño.

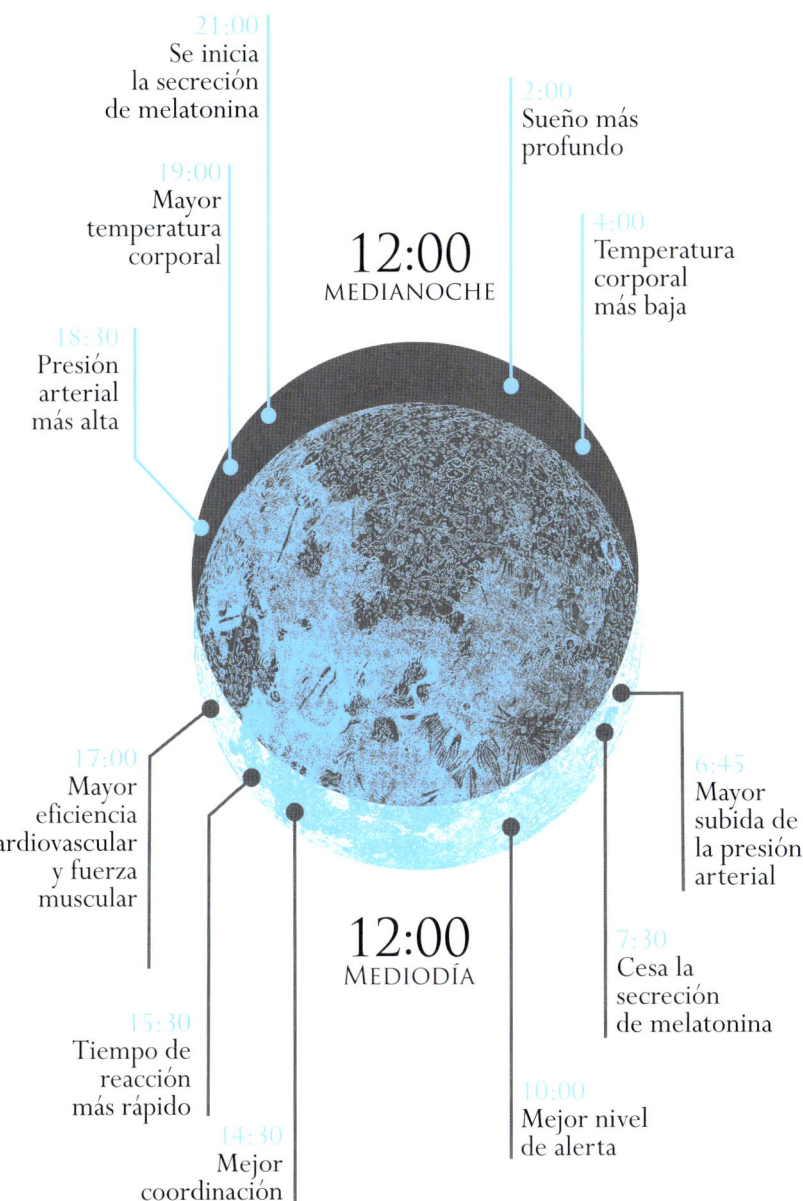

Se cree que el humano moderno tuvo su origen en África, justo a la altura del ecuador, en una zona que recibe doce horas ininterrumpidas de luz solar, y los estudios demuestran que la evolución ha tenido sus efectos en nuestro reloj corporal. Cuando los humanos migraron a diversas latitudes, se expusieron a diferentes horas de luz solar, circunstancia que se cree que ha influido en sus relojes biológicos.

Llevamos incorporados estos ritmos, que forman el propio tejido de nuestro ser. Dondequiera que vivas, los procesos de tu cuerpo están dirigidos por el simple hecho de que cada veinticuatro horas la Tierra da una vuelta completa sobre su eje, generando así un patrón fijo de luz y oscuridad. Conforta saber que este reloj sigue haciendo tic tac pase lo que pase en nuestras vidas.

En circunstancias normales, la mayor caída de energía se produce en mitad de la noche (entre las dos y las tres de la mañana) y después del mediodía (entre la una y las dos de la tarde), que es cuando a la mayoría nos entran ganas de dormir un poco. Sin embargo, son unas horas que pueden variar ligeramente dependiendo del cronotipo de cada persona, un cronotipo que la define como alondra o como búho (ver la página 59). La falta de sueño puede agudizar estas fluctuaciones entre el sueño y la vigilia, de modo que si duermes bien es menos probable que sientas estos cambios con tanta intensidad como quien no duerme lo suficiente.

La rutina es fundamental en la vida diaria, porque nos ayuda a estar sincronizados con la marcha natural de nuestro ritmo circadiano. Acostarse y despertarse todos los días a la misma hora mantiene el organismo en perfecto estado de fluidez, asegura los niveles de energía y garantiza la correcta regeneración de todo el cuerpo. El sueño interrumpido o arrítmico te deja inevitablemente con una sensación de fatiga y sin fuerza, mientras que la luz del sol también puede influir en tu reloj biológico y tu ritmo circadiano.

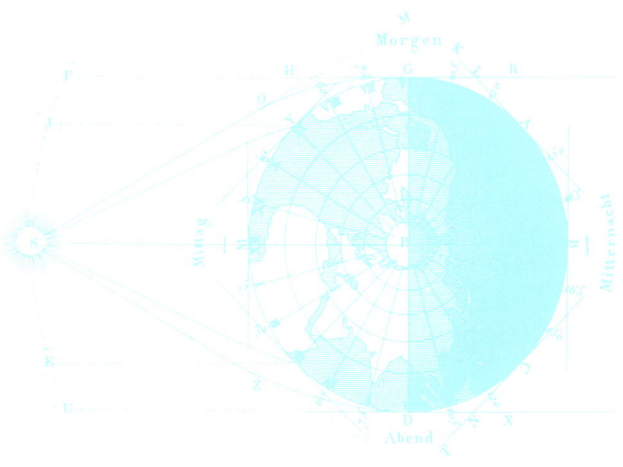

HAY UN RELOJ EN TU CUERPO

¡Sí, tal cual! Puedes imaginar el ciclo circadiano como un ciclo fijo que tiene lugar en el fondo del cerebro, pero lo que garantiza que funcione como un reloj es la compleja acción de las vías nerviosas en respuesta a la luz.

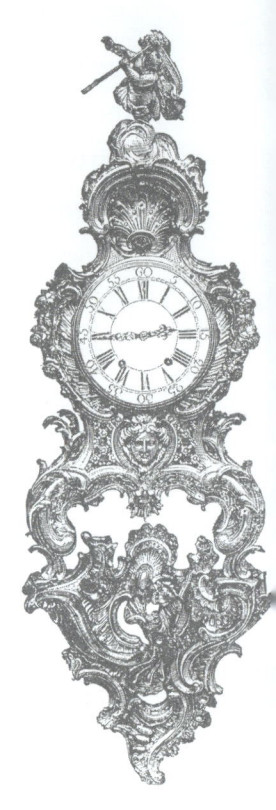

La exposición al sol estimula una vía nerviosa que va de la retina del ojo a una zona del cerebro llamada hipotálamo. Allí, un centro específico denominado núcleo supraquiasmático (NSQ) funciona como un reloj que regula y sincroniza una serie de variables y procesos que afectan a todo el cuerpo, como la temperatura corporal, el ritmo cardíaco, la presión arterial y la liberación de hormonas que ayudan a dormir.

MELATONINA: LA HORMONA DEL SUEÑO

La melatonina es una hormona natural que fabrica la glándula pineal, fundamental en nuestro ciclo de sueño y vigilia.

La glándula pineal tiene el tamaño de un guisante y está situada en la parte superior de la zona central del cerebro. Durante el día permanece inactiva, pero cuando se pone el sol y llega la oscuridad, el NSQ «activa» la glándula pineal y esta empieza a producir melatonina y la libera a la sangre. Normalmente, este proceso tiene lugar entre las nueve y las diez de la noche. El resultado es que a esa hora suben bruscamente los niveles de melatonina y empiezas a sentirte menos despejado, una sensación que invita a dormir.

    Los niveles de melatonina en la sangre se mantienen altos unas doce horas –toda la noche– hasta que asoma la luz del nuevo día, hacia las nueve de la mañana, y caen de nuevo a los niveles diurnos. Los niveles de melatonina durante el día apenas son apreciables.

CORTISOL: LA HORMONA DEL DESPERTAR

Una vez expuesto a la primera luz del día, el reloj del NSQ empieza a realizar diversas funciones, como subir la temperatura corporal y liberar hormonas estimulantes como el cortisol, producido por tus glándulas adrenales, el cual, además, estimula la recaptación de serotonina, la hormona del «sentirse bien». El NSQ pospone la liberación de otras hormonas como la melatonina (que va asociada al inicio del sueño) hasta muchas horas después, cuando llega la oscuridad.

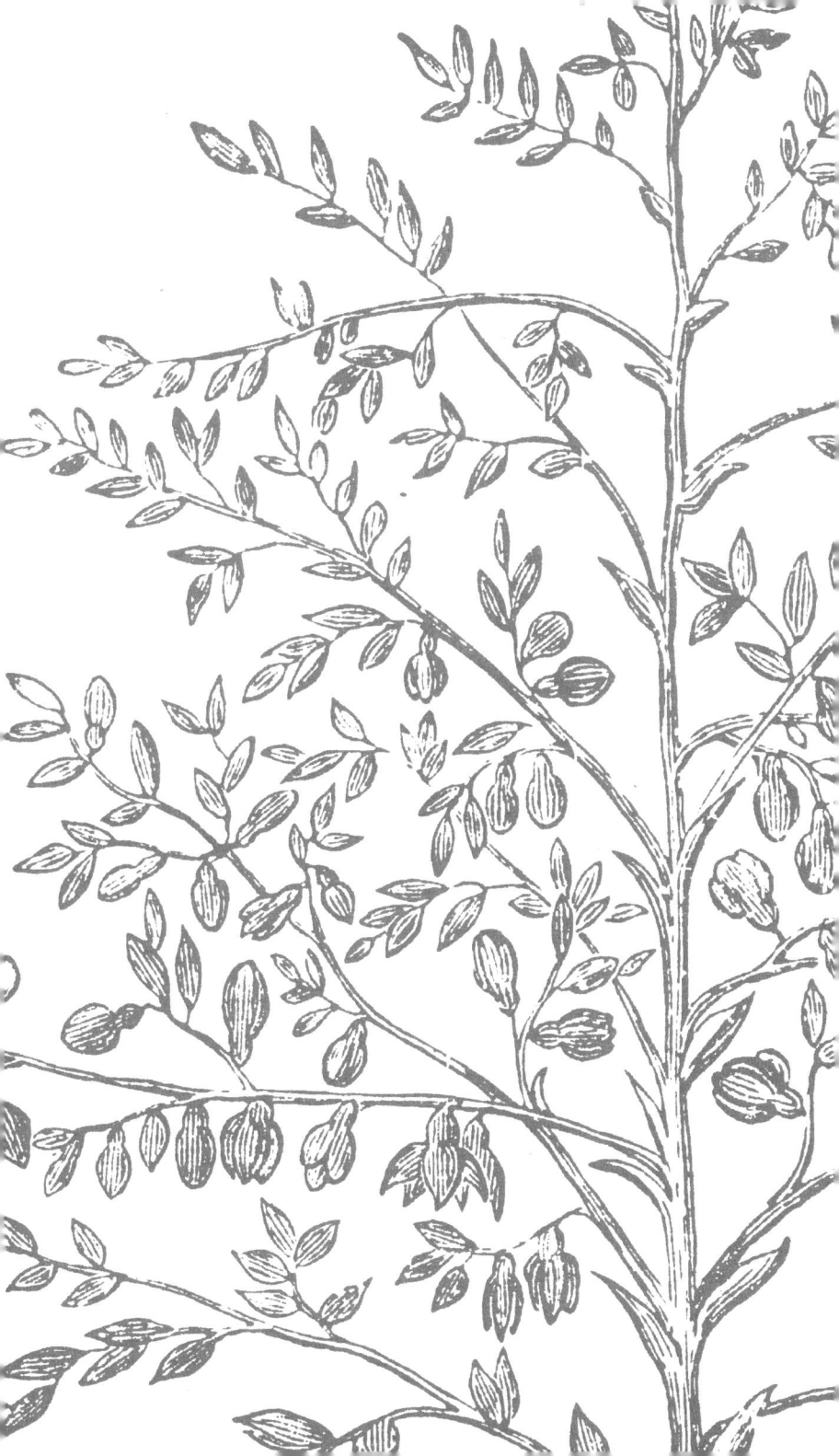

LA ARQUITECTURA DEL SUEÑO

Por «arquitectura del sueño» se entiende la organización estructural del sueño normal. Del mismo modo que el ritmo circadiano se caracteriza por una serie de actividades cíclicas, el sueño se estructura en distintas fases a lo largo de la noche.

El sueño se puede dividir en dos partes: el sueño de no movimiento rápido de los ojos (NREM, por sus siglas en inglés) y el sueño de movimiento rápido de los ojos (REM). Durante el sueño NREM, la respiración y el ritmo cardíaco se ralentizan, disminuye la presión arterial y estás relativamente inmóvil. Como su nombre indica, en el sueño REM (*Rapid Eye Movement*, 'movimiento rápido de los ojos'), a medida que la respiración y el ritmo cardíaco se aceleran, los ojos se mueven con rapidez, mientras el resto del cuerpo permanece inmóvil. Durante el sueño REM es cuando más probable es que sueñes, y es también la fase anterior al despertar.

El ciclo completo de sueño se compone de cuatro fases, cada una de unos noventa minutos, que se suceden de forma cíclica a lo largo de la noche. Las tres primeras fases son NREM, y cada una tiene sus propias características, entre ellas los patrones de ondas cerebrales, los movimientos de los ojos y el tono muscular; las tres suman en torno al 75 % del ciclo. El sueño REM se produce en la cuarta fase del ciclo, y supone aproximadamente el 25 % de este.

PRIMERA FASE

La primera fase es una breve transición que solo dura entre cinco y diez minutos. Es una fase inquieta, en la que cierras los ojos pero el sueño es superficial y aún te mantienes un tanto alerta. En esta fase del sueño es cuando puedes despertar con mayor facilidad.

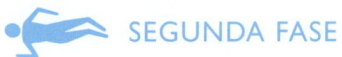 ## SEGUNDA FASE

Se suele conocer como la «fase del sueño» y es una de las partes más importantes del ciclo; ocupa casi la mitad de la noche y se caracteriza por la disminución de los ritmos respiratorio y cardíaco. En esta fase se procesan los recuerdos y las emociones, y se regula el metabolismo, es decir, los procesos químicos que tienen lugar en el interior de tu cuerpo para mantener la vida.

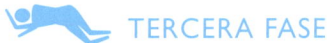 ## TERCERA FASE

Es una fase NREM, la de menor ritmo respiratorio, con los músculos que se empiezan a relajar y un ritmo cardíaco regular. No es fácil que te despiertes en esta fase y, si lo haces, te sentirás un poco desorientado. La dificultad de despertarse en esta fase del sueño es una de las razones de que el cuerpo intente alcanzar el sueño profundo lo antes posible. Tu cuerpo tiene su particular forma de llegar a él, y cuando lo alcanza, cesa el empeño de conseguirlo. Normalmente, la tercera fase se produce hacia la mitad de la noche, y después se pasa a un sueño más ligero y REM.

Estas tres primeras fases del sueño afectan de modo especial al cuerpo a medida que las partes pensantes del cerebro se «desactivan». Durante el sueño profundo, se segrega la hormona del crecimiento humano para ayudar a reconstruir y reparar las células de los tejidos, los huesos y los músculos. Estas fases también contribuyen a fortalecer el sistema inmunitario. La edad puede afectar al ciclo del sueño, porque a medida que envejecemos, pasamos más tiempo en el sueño ligero y menos en estas fases de sueño profundo.

CUARTA FASE

La fase anterior de sueño profundo afecta al cuerpo; en cambio, la cuarta fase, o fase REM, se centra en el cerebro, porque es en ella cuando este órgano permanece más activo. El cuerpo se mantiene relativamente inactivo, pero los ojos se mueven rápidamente en diferentes direcciones. En esta fase, aumenta el ritmo cardíaco y la respiración se hace más irregular. También la síntesis de proteínas alcanza su punto más alto, lo cual ayuda a mantener los procesos necesarios para que el organismo siga funcionando correctamente. En esta fase es cuando normalmente se producen los sueños y, además, se regulan las emociones y los recuerdos.

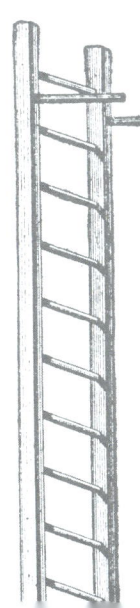

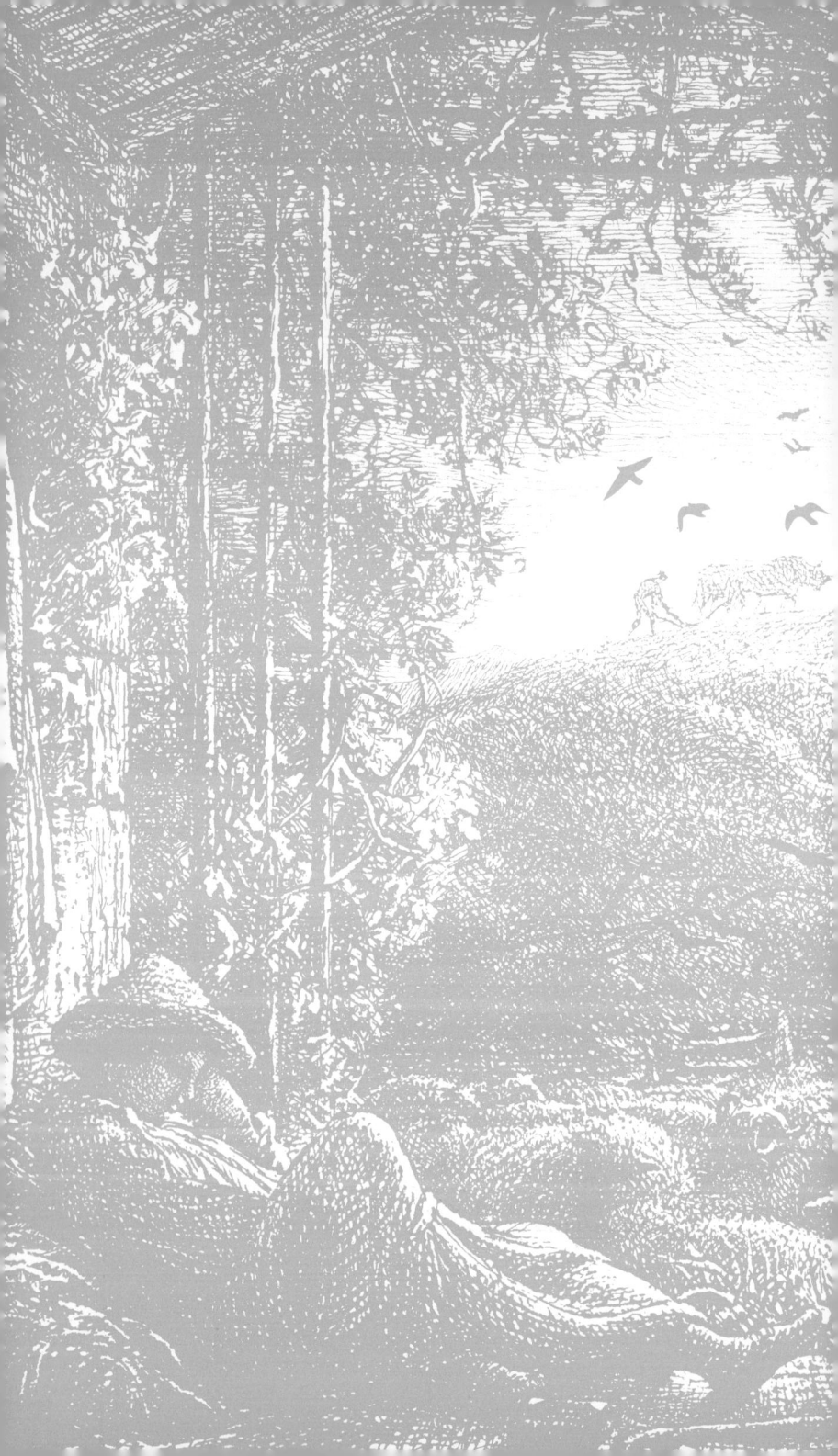

LOS SUEÑOS

Soñar es una de las características más notables y menos comprendidas del dormir, y en ellos el pensamiento sigue pasos extraños y aparentemente ilógicos, unas veces casuales y otras veces relacionados con las experiencias vividas mientras estamos despiertos. Los sueños más intensos se producen en la fase REM, porque en ella el cerebro está más activo, pero algunos pueden tener lugar durante las fases NREM.

Los sueños suelen producir una sensación de fantasía, porque en ellos podemos crear escenarios que serían imposibles en la vida real. Sin embargo, la experiencia no siempre es positiva, y las pesadillas pueden provocar estados de terror, ansiedad y angustia, que se han relacionado con problemas como el insomnio.

Pero ¿por qué soñamos? Existen diversas explicaciones, formuladas tanto por filósofos como por psicólogos. Sigmund Freud señala que los sueños revelan nuestros deseos inconscientes más profundos, unos impulsos que disfrazamos de objetos simbólicos. Otras teorías formuladas por los investigadores apuntan a que los sueños pueden ser una forma independiente de procesar la memoria, por el que el cerebro consolida el aprendizaje y asienta los recuerdos diarios, e incluso que son una forma de desarrollar capacidades cognitivas. También se ha dicho que los sueños son un mecanismo ancestral de defensa que simula situaciones de peligro para que agudicemos la percepción y así evitar los verdaderos peligros. Otros, en cambio, piensan que simplemente son consecuencia de la actividad caprichosa del cerebro.

El verdadero significado de los sueños sigue siendo un misterio, y hay muchas preguntas que los estudios actuales siguen sin responder. Tal vez nunca lo sepamos, así que de momento puedes quedarte con la explicación que más te guste.

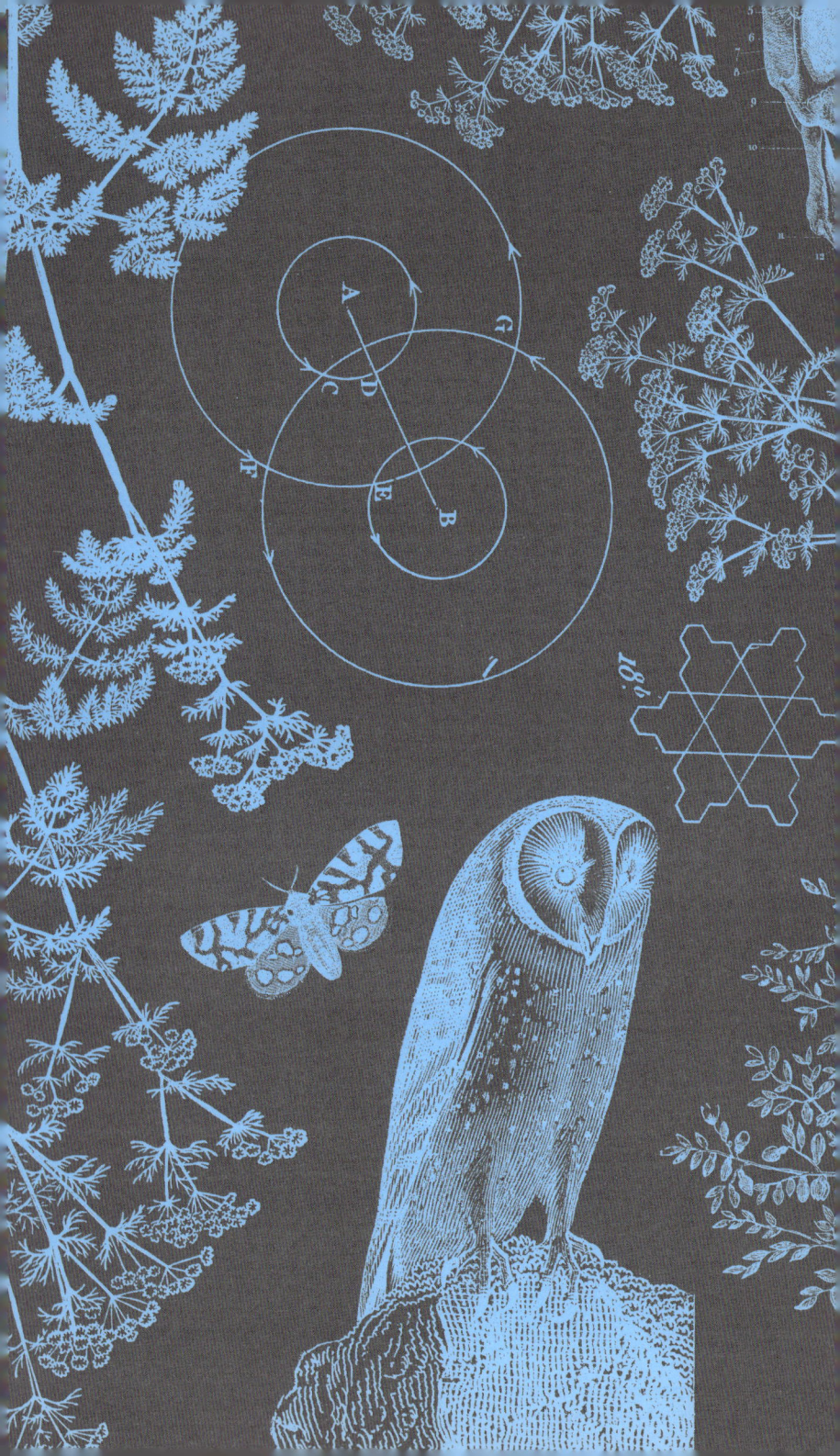

LAS PESADILLAS

La mayoría de las personas no duermen lo suficiente. Somos una sociedad que quiere hacer mucho en poco tiempo, y pasamos parte de la noche en vela, estudiando, trabajando o divirtiéndonos.

Sin embargo, no dormir las horas necesarias por la noche tiene consecuencias inmediatas y futuras que pueden afectar a todos los aspectos de nuestra vida.

Se calcula que la cantidad óptima de horas de sueño es un poco menos de ocho, pero estudios realizados por la Real Sociedad de Salud Pública demuestran que la mayor parte de la gente duerme menos de siete. En una semana, esta diferencia equivale a toda una noche sin dormir, y estudios del Consejo del Sueño demuestran que el 33 % de las personas solo duermen entre cinco y seis horas.

El poder regenerador del sueño facilita que el cerebro procese la información y que los músculos y las articulaciones se recuperen, y posibilita la reposición de proteínas en todas las partes del cuerpo, con lo que se estimula el crecimiento y se reparan los tejidos, las células y los órganos. La mayoría conocemos los efectos inmediatos de no dormir lo suficiente, porque notamos fluctuaciones en el estado de ánimo, unos efectos que se extienden a la capacidad de recordar, la creatividad y la toma de decisiones. Todos estos efectos pueden incidir en muchos aspectos de la vida diaria, como las relaciones y el trabajo. Pero los efectos a largo plazo de la falta de sueño son los que realmente nos provocan pesadillas.

DIABETES

Un estudio publicado en la revista *Sleep Medicine Clinics* concluía que la falta de sueño puede aumentar el riesgo de padecer diabetes tipo 2, porque influye en cómo el cuerpo utiliza la glucosa, el hidrato de carbono que aporta energía a las células. El estudio demostraba que cuando personas sanas pasaban de dormir ocho horas por noche a dormir cuatro, procesaban la glucosa más despacio que cuando dormían doce horas. Es un descubrimiento que se repite en otros muchos estudios parecidos.

HPERTENSIÓN

No dormir bien también puede provocar hipertensión, aunque sea durante poco tiempo. En un estudio de la Universidad de Alabama se descubrió que una sola noche de no dormir bien en personas que ya padecen hipertensión puede provocar niveles de tensión arterial mucho más altos al día siguiente. La tensión alta es un factor de riesgo de cardiopatía y derrame cerebral, de ahí la correlación entre el dormir mal o poco y estas dolencias.

SALUD MENTAL

La falta de sueño también puede afectar a la salud mental. Dado el efecto que una noche en vela puede tener en el estado de ánimo y la concentración, no es difícil imaginar que la falta crónica de sueño se puede traducir en trastornos del humor más graves. Existen muchos estudios perfectamente documentados que demuestran la relación entre los problemas de sueño crónicos y la depresión, la ansiedad y la angustia mental. En uno llevado a cabo por el University College de Londres, personas que solo dormían cuatro horas por noche mostraban menor grado de optimismo y sociabilidad después de varios días de falta de sueño. En otro estudio similar, individuos con menos de cuatro horas de sueño aseguraban que se sentían más tristes, estresados, irritables y mentalmente agotados. Todos estos síntomas mejoraban espectacularmente cuando recuperaban un patrón de sueño normal.

SOBREPESO

Si observas que engordas o que te cuesta perder peso, los estudios indican que la causa puede estar relacionada con una falta de sueño de calidad. Estudios realizados por la Universidad de Loughborough concluían que las personas que habitualmente dormían menos de seis horas por noche eran más proclives a tener un índice de masa corporal más alto, y que las que dormían ocho horas eran las que lo tenían menor.

Existe ya un amplio consenso en que, junto con la falta de ejercicio físico y una mala alimentación, la falta de sueño puede influir del mismo modo en el desarrollo de la obesidad. La razón es que se cree que la falta de sueño afecta a las hormonas leptina y grelina, que controlan el apetito y desempeñan un papel fundamental en el sobrepeso. La leptina, habitualmente llamada «hormona de la saciedad», se libera de las células grasas y manda señales al hipocampo, situado en el cerebro, que ayuda a inhibir el hambre y regula el equilibrio energético para que el cuerpo no active las ganas de comer cuando ya no se necesita más energía. La grelina se conoce habitualmente como la «hormona del hambre», y la libera el estómago para estimular el apetito, de modo que aumenta la ingesta de alimentos y estimula el almacenamiento de grasas. Los estudios señalan que la falta de sueño reduce la leptina y aumenta la grelina, lo cual puede explicar la correlación entre la obesidad y la falta de sueño en la que insisten diversos estudios.

La falta de sueño también puede desempeñar un papel en la liberación de otras hormonas relacionadas con el aumento de peso, por ejemplo la insulina y el cortisol. La insulina regula la glucosa (el azúcar) de la sangre pero además favorece el almacenamiento de grasas y, en consecuencia, los niveles altos de insulina se asocian al aumento de peso y el riesgo de desarrollar diabetes. Los estudios demuestran que la falta de sueño puede aumentar la secreción de insulina después de comer, y también los de cortisol (la hormona del estrés), lo cual se asocia desde hace tiempo con la propensión del cuerpo a almacenar las grasas.

La falta de sueño puede aumentar la ingestión de energía en 300 calorías al día

Naturalmente, la falta de sueño también provoca cansancio y fatiga, lo cual puede mermar la motivación de algunas personas para hacer ejercicio o comer de forma saludable, con las consiguientes repercusiones para el peso corporal.

EL PODER DE LA MENTE

La falta continuada de sueño se puede convertir paulatinamente en una trampa mental que puede provocar un estrés y una ansiedad difíciles de tratar.

Pregúntate si «estoy muy cansado», «apenas he dormido» o «me he pasado horas en vela» empiezan a formar parte de tu conversación diaria. Si no duermes bien, debes afrontar el problema para intentar resolverlo y no resignarte ni confiar en que vas a encontrar la manera de vivir sin dormir lo necesario.

    La falta crónica de sueño está determinada por la cantidad de horas que consigues dormir por la noche. Todo lo que sea menos de las ocho horas recomendadas se define como pérdida de sueño. La desazón mental puede empeorar las cosas y generar un círculo vicioso cuando las preocupaciones o la ansiedad debidas al insomnio dificultan aún más el sueño.

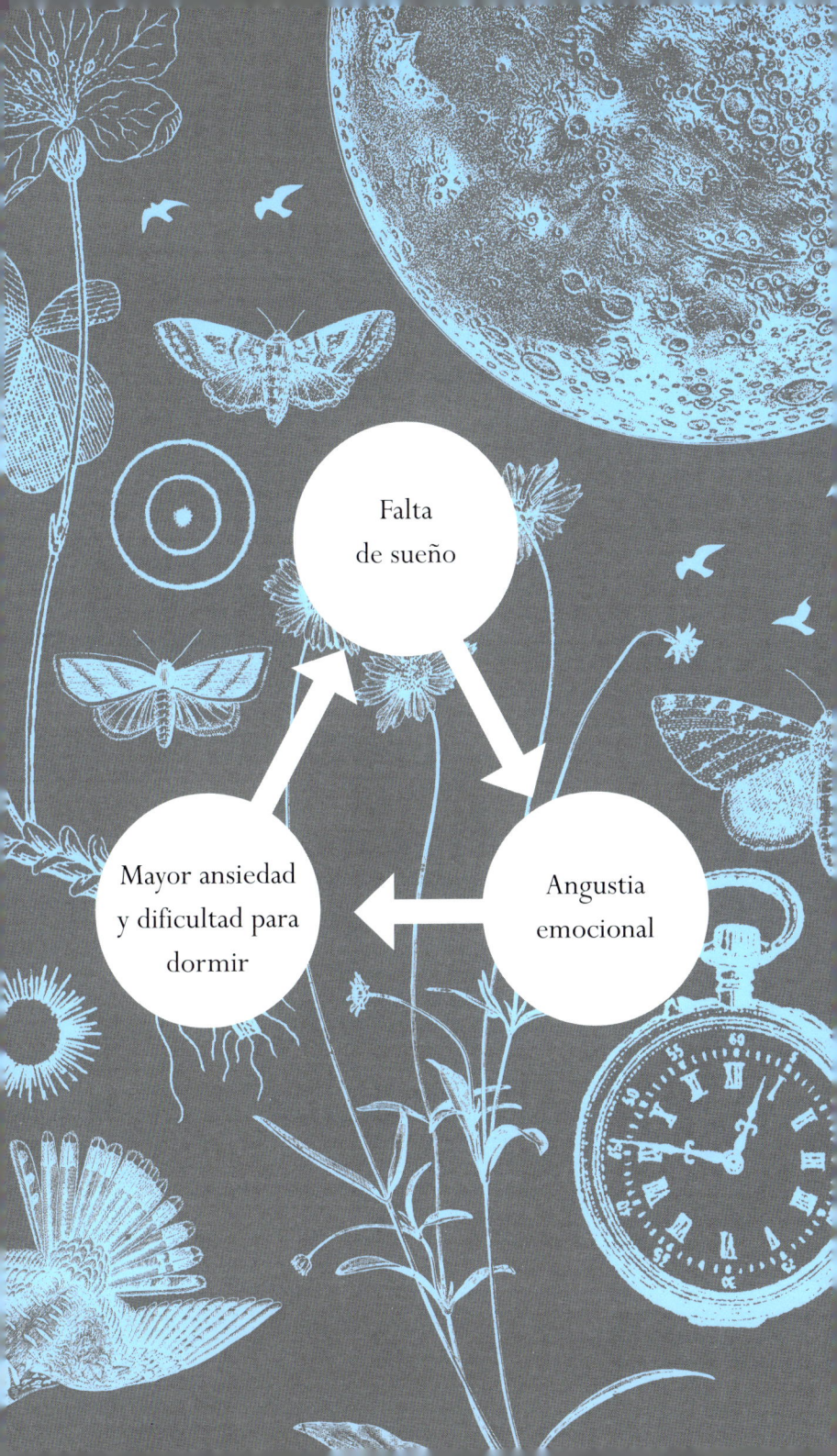

Quienes padecen insomnio suelen cometer el error de obsesionarse por dormir el número de horas que se supone que deben dormir y, cuando no lo consiguen, se preocupan en exceso y eso acentúa el insomnio.

Lo mejor que puedes hacer es romper ese círculo vicioso y pasar a la acción.

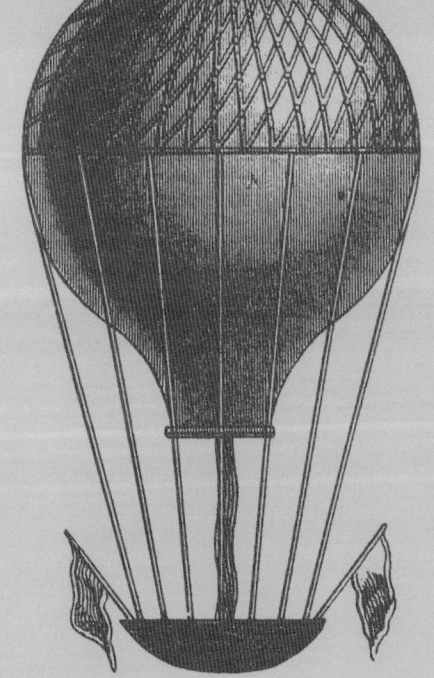

POR LA NOCHE

En lugar de tumbarte en la cama y empezar a contar ovejitas, levántate y distráete para aliviar la ansiedad que te provoca no poder dormir. Busca un sitio tranquilo y sin mucha luz. Prepárate algo de beber caliente o lo que mejor te ayude a relajarte. Más adelante hablo de escribir lo que piensas o lo que te angustia, un ejercicio que te puede ayudar a limpiar la mente. Otras actividades agradables y que no requieran excesivo esfuerzo, como leer, también pueden ser una buena forma de distraer la mente y propiciar el cansancio necesario para quedarte dormido.

DURANTE EL DÍA

Es muy fácil culpar a todo de tu falta de sueño, pero no sirve de nada. Si durante el día te preocupan tus hábitos de sueño, por la noche, evidentemente, te costará mucho más dormir. En su lugar, piensa en todo lo que tienes que hacer y no en lo cansado que te sientes. Adopta una actitud positiva, cambia de lenguaje y mantén la perspectiva.

A veces, cuando no puedes controlar tus hábitos de sueño, es importante seguir una rutina que te funcione. Y, en este sentido, el arte de la siesta puede ser una buena forma de ocuparse de la fatiga que aparece durante el día y, además, también puede incidir en tu particular patrón de sueño.

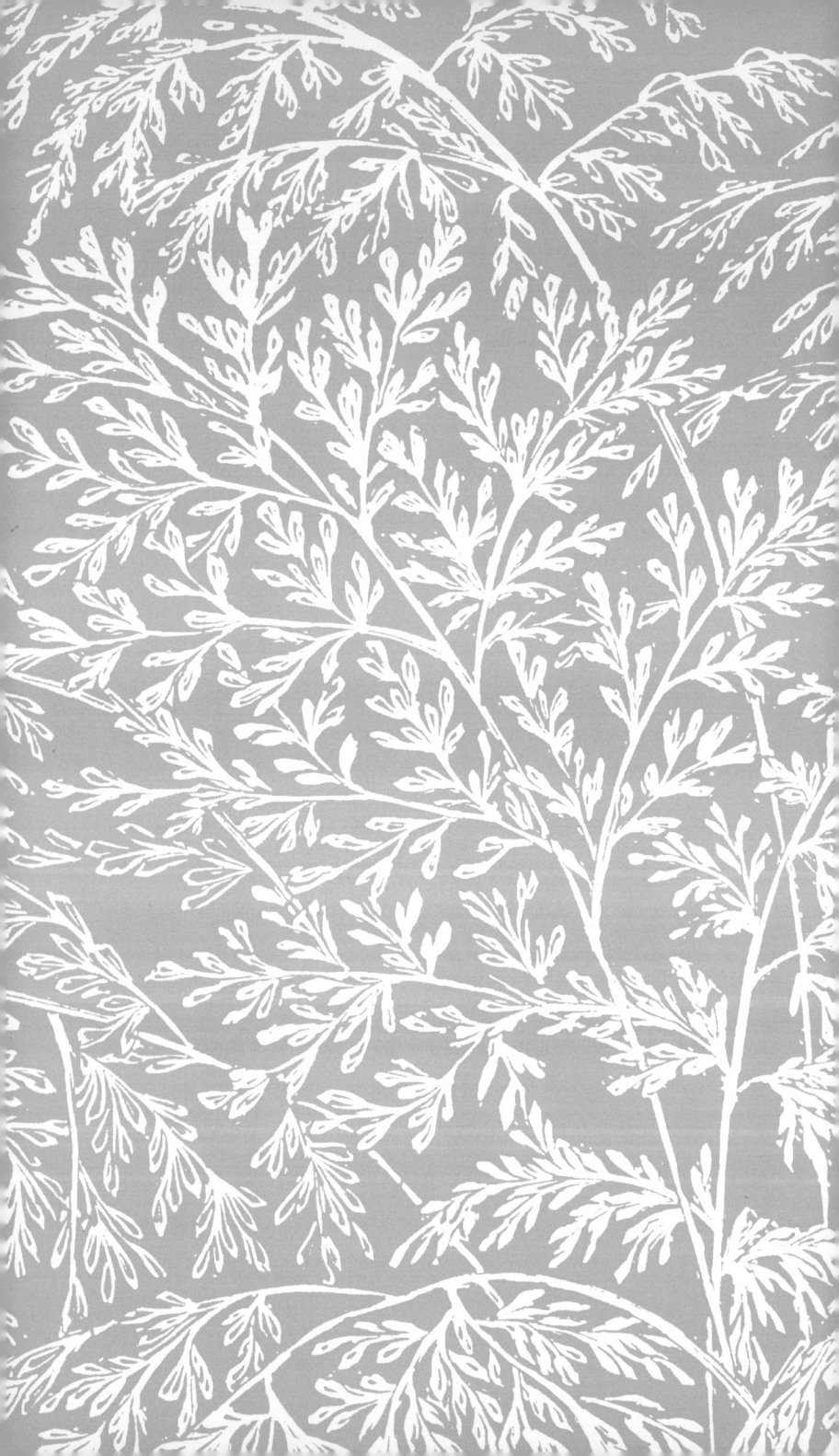

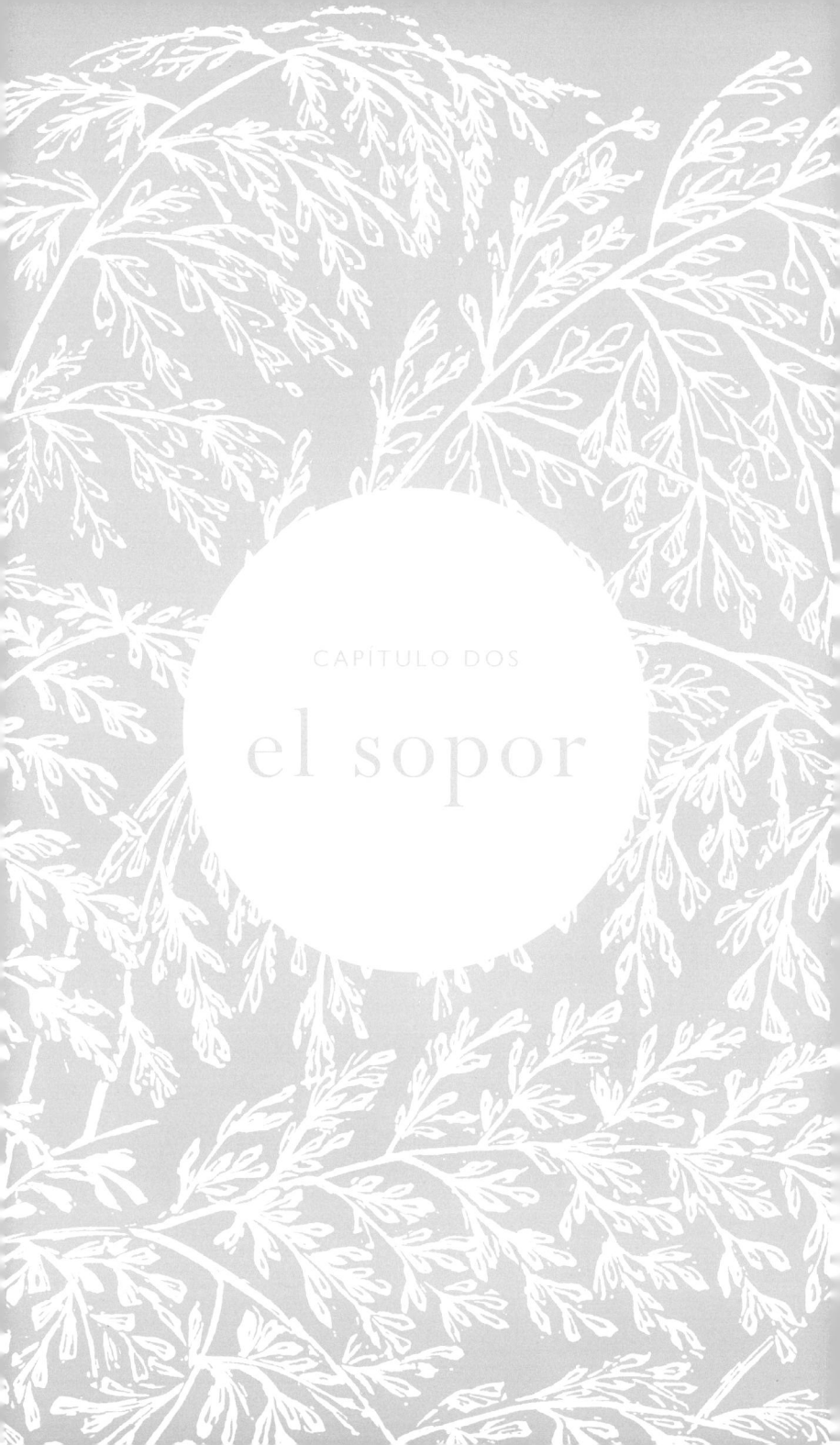

CAPÍTULO DOS

el sopor

«Hay que dormir un poco entre la comida y la cena, sin medias tintas. Desvestirse y meterse en la cama. Es lo que siempre hago».

Winston Churchill

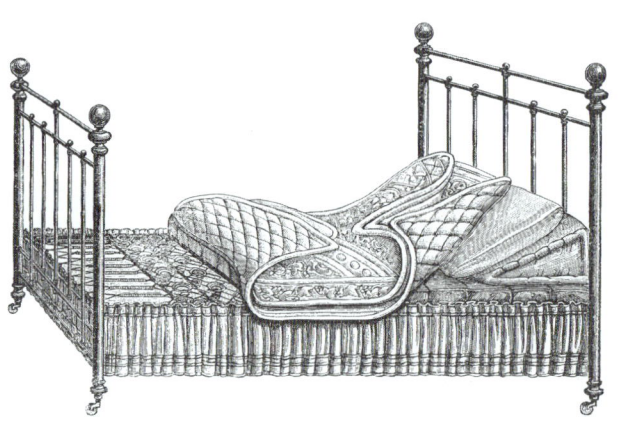

EL ARTE DE LA SIESTA

La mayoría de los mamíferos son durmientes polifásicos: duermen varios períodos dentro de las veinticuatro horas del día. En cambio, los humanos somos durmientes monofásicos: solo dormimos una vez en el mismo espacio de tiempo.

Sin embargo, no está claro si este es nuestro patrón natural del sueño, en especial si observamos los hábitos de los bebés y las personas mayores, que duermen varias veces al día. De hecho, los estudios apuntan a que nuestros ancestros eran polifásicos y dormían en varios períodos más cortos, pero, con el paso del tiempo, nos hemos adaptado a dormir en un solo bloque para ajustarnos al ritmo frenético de la existencia moderna y poder desenvolvernos en ella.

Pero estos sueños breves son parte importante de las culturas del Mediterráneo, Sudamérica y África, donde mucha gente sigue el sistema de dormir polifásico.

Algunos de los beneficios de las siestas son restaurar el estado de alerta, mejorar el rendimiento y superar la fatiga, y, desde el punto de vista psicológico, se pueden entender como un descanso de lujo que rejuvenece y relaja. Muchos personajes históricos fueron partidarios de la siesta, entre ellos Winston Churchill, Napoleón, Einstein y John F. Kennedy.

UNA CABEZADITA

Dormir hasta treinta minutos durante el día, si lo necesitas, puede ser beneficioso, y coincide con la idea de planificar el sueño en ciclos (de la que hablo en la página 69); te puede ayudar a recuperar un ciclo de noventa minutos de sueño que hayas perdido durante la noche.

La mejor hora para echar una cabezadita durante el día es entre la una y las tres de la tarde, siguiendo el ciclo normal de tu ritmo circadiano (como veías en el diagrama de la página 27, a estas horas, y de forma natural, el cuerpo está más relajado y con más ganas de dormir).

UNA SIESTA REPARADORA

Muchos expertos en el sueño recomiendan la siesta reparadora. Agudiza después la atención y es una buena forma de superar esos momentos de cansancio que casi te impiden mantener los ojos abiertos. En algunos casos, basta con cerrar los ojos diez minutos para contrarrestar los efectos de esa fatiga.

EL QUE SE DUERME PIERDE

No a todo el mundo le sienta bien la siesta, y todo lo que sea dormir más de treinta minutos puede llevar al sueño profundo. A la sensación de ofuscamiento y desorientación relacionada con una siesta excesiva se la suele llamar «inercia del sueño», que puede durar hasta treinta minutos, algo que no conviene si tienes que hacer algo importante. Si te cuesta dormir, una siesta larga durante el día también puede afectar negativamente a la cantidad y calidad de tu sueño nocturno.

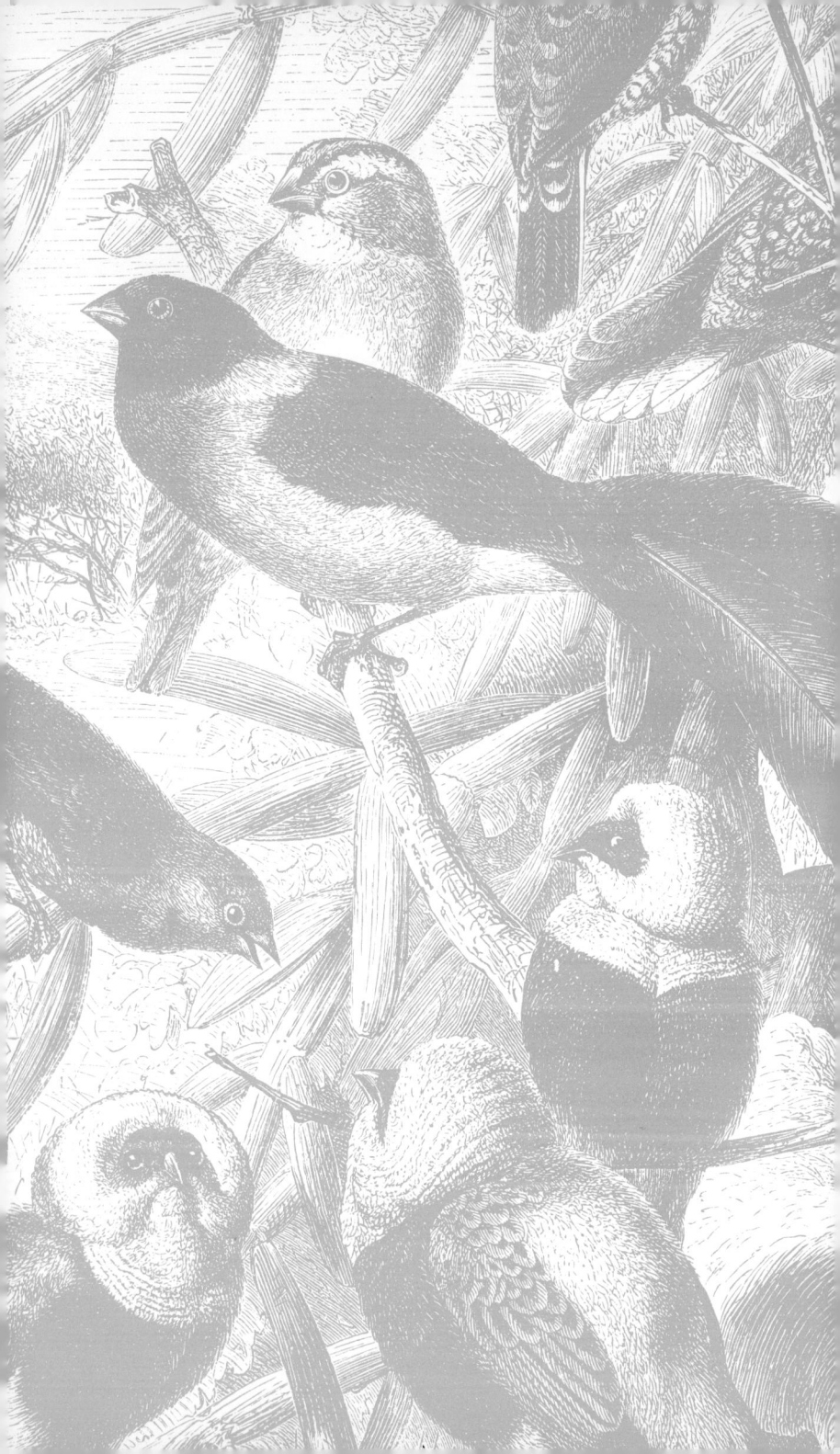

¿ALONDRA O BÚHO?
Los estudios señalan que los patrones de sueño en realidad están determinados por nuestro ADN.

Los científicos definen la propensión a dormir a unas determinadas horas como nuestro «cronotipo», que está específicamente asociado al gen *PER3*. La alondra y el búho se utilizan como símbolo de dos cronotipos habituales. Las madrugadoras alondras tienen el gen *PER3* más largo y necesitan dormir más, mientras que los noctámbulos búhos tienen el gen *PER3* más corto y necesitan dormir menos.

Estudios realizados a miles de personas demuestran también que alondras y búhos pueden tener sus propios rasgos de personalidad. Las alondras son más puntuales y meticulosas (normalmente más emprendedoras y dinámicas); en cambio, los búhos tienden a ser arriesgados, con mayor amplitud de miras y, por tanto, más creativos.

Hace miles de años, nuestros ancestros habrían aprovechado los diferentes cronotipos. Las tendencias de alondras y búhos habrían supuesto que siempre hubiese alguien despierto que avisara de cualquier peligro. Interesante, ¿verdad?

LA ALONDRA MADRUGADORA

- Se acuesta entre las nueve y las once de la noche.
- Se despierta entre las cinco y las siete de la mañana.
- Se despierta de forma natural.
- Le encanta la mañana y desayunar.
- Suele ser más meticulosa, colaboradora y constante.
- Es emprendedora.
- No le gusta dejar las cosas para mañana.

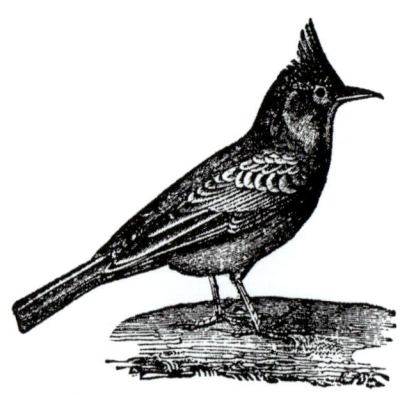

EL BÚHO NOCTÁMBULO

- Se acuesta entre las doce de la noche y las tres de la madrugada.
- Pone el despertador.
- Le encanta la noche y la cena.
- Duerme de día.
- La gustan la novedad y la originalidad.
- Suele ser más abierto al pensamiento creativo.
- Asume riesgos y es proclive a la personalidad adictiva.
- Suele dejar las cosas para otro momento.

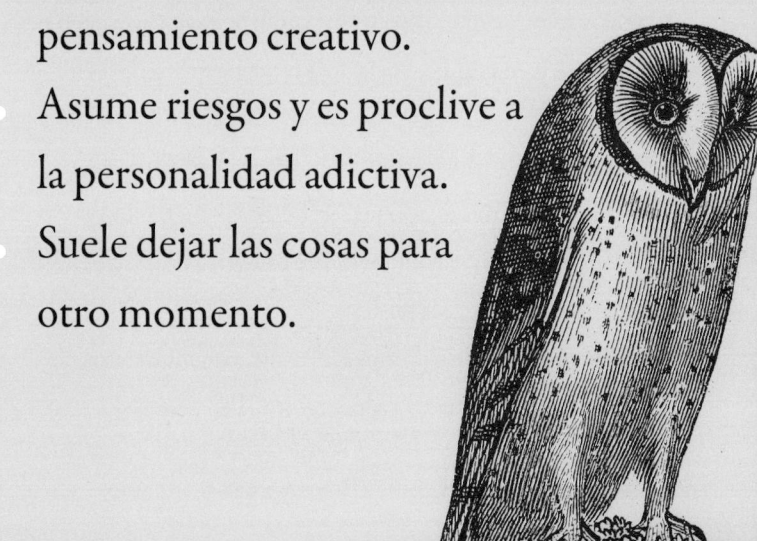

Estas clasificaciones de los cronotipos de sueño son una polarización simple entre personas que son más activas durante el día (las alondras madrugadoras) y las que lo son más por la noche (los búhos noctámbulos), los dos extremos de un continuo. Estudios realizados por el doctor Michael Brues demuestran que los cronotipos del sueño son más diversos, y definen otras cuatro categorías descriptivas: el delfín, el león, el oso y el lobo, todos en espacios intermedios de ese continuo.

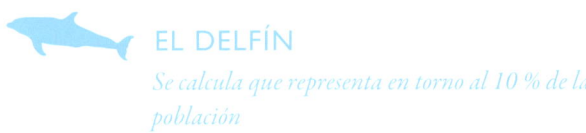

EL DELFÍN
Se calcula que representa en torno al 10 % de la población

Las personas delfín tienen el sueño ligero, les cuesta dormir por la noche, se despiertan varias veces y padecen insomnio relacionado con la ansiedad. Son individuos que trabajan mejor solos y evitan la confrontación. Suelen ser de poco peso corporal y, en consecuencia, les preocupa menos la forma física.

- Son cautos, introvertidos, obsesivos y brillantes.
- Huyen del riesgo, son perfeccionistas y meticulosos.
- Se despiertan con sensación de cansancio y así siguen hasta últimas horas de la tarde.
- Están más despejados por la noche, con momentos de explosión productiva a lo largo del día.

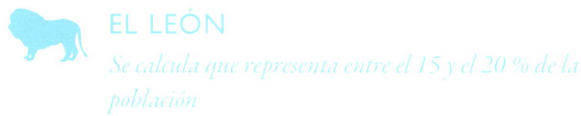

EL LEÓN
Se calcula que representa entre el 15 y el 20 % de la población

Como el gran depredador que es, el león se levanta antes de que amanezca, hambriento, y después de un copioso desayuno está listo para conseguir lo que se haya propuesto para el día que tiene por delante. Las personas león saben lo que quieren, y tienen una estrategia y unos objetivos claros para afrontar los retos y así alcanzar el éxito. Buenos ejemplos de león son los emprendedores o los consejeros delegados de grandes empresas. El ejercicio físico es importante para estas personas, y forma parte de su principio rector para alcanzar sus metas.

- Son meticulosos, prácticos, estables y optimistas.
- Individuos de grandes logros e interactivos, la salud y la forma física son sus prioridades.
- Se levantan pronto, pierden fuerza a primeras horas de la tarde y se quedan dormidas con facilidad.
- Son más productivos por la mañana y con la atención más despierta a mediodía.

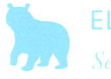

EL OSO
Se calcula que representa en torno al 50 % de la población

Cuando no hiberna, el oso es activo durante el día y descansa por la noche, es decir, es un animal diurno. Las personas oso necesitan dormir un mínimo de ocho horas por la noche, si no más. Pueden tardar horas en despertarse por completo, durante las cuales se sienten hambrientas. Es el apetito del oso, porque tienen hambre la mayor parte del tiempo y, si tienen algo de comer a su alcance, lo toman, sea hora de hacerlo o no. Son individuos amables, de buen carácter y fácil conversación, el invitado ideal para las fiestas y del que menos cabe esperar que cause problemas en el trabajo ni culpe a otros de sus propios fallos.

- Son precavidos, extrovertidos, amables y de mente abierta.
- Evitan el conflicto, quieren estar sanos, le dan prioridad a la felicidad y les gusta la familiaridad.
- Se despiertan aturdidos y suelen posponer la alarma del despertador.
- A partir de media tarde les entra el cansancio; duermen profundamente pero siempre querrían descansar más.
- Están más despejados entre media mañana y primeras horas de la tarde.
- Tienen picos de productividad justo antes del mediodía.

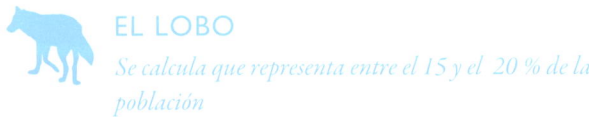

EL LOBO
Se calcula que representa entre el 15 y el 20 % de la población

Como los lobos reales, las personas lobo entran en acción cuando se pone el sol. No suelen despertarse con hambre, pero es por la noche cuando los lobos están más hambrientos. Estos individuos son proclives a descuidar la buena alimentación, lo cual, unido a las horas en que más les gusta comer, los hace más propensos al sobrepeso y los consiguientes problemas de salud. El lobo es creativo pero imprevisible, le ofende que se le tenga por indolente y su vida nocturna lo hace más propenso a la depresión y la ansiedad.

- Son impulsivos, pesimistas, creativos e irritables.
- Se arriesgan, buscan el placer y son propensos a estallidos emocionales.
- Les cuesta despertarse antes del mediodía y no se sienten cansados antes de la medianoche.
- Tienen mayor atención a partir de las siete de la tarde.
- Son más productivos a últimas horas de la mañana y de la tarde.

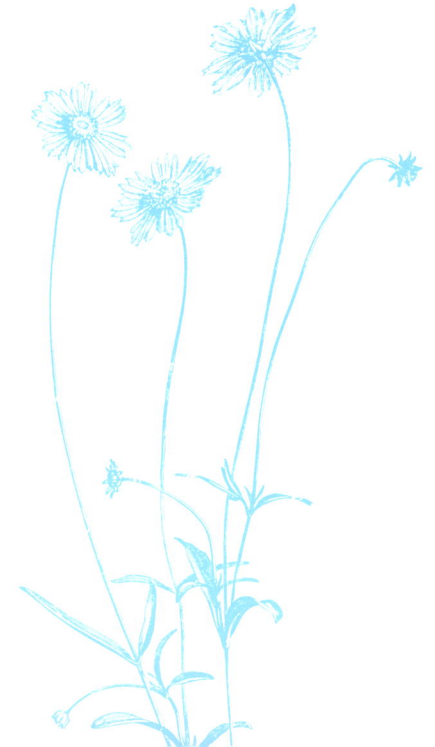

Si la tendencia de la persona a un determinado cronotipo es fuerte y afecta de forma importante a su rutina diaria, es posible que padezca un trastorno del ritmo circadiano del sueño (TRCS). No se trata de insomnio, porque la persona puede dormir perfectamente bien, pero lo hace a horas intempestivas porque el reloj de su cuerpo está completamente desincronizado con el del resto de la sociedad. A quienes sufren un TRCS, tener que despertarse antes de que el cuerpo esté preparado para hacerlo y levantarse muy pronto les puede provocar fatiga durante el día e interferir en el trabajo y las obligaciones sociales.

Entender tu cronotipo te puede ayudar a organizarte la vida diaria de modo que te reporte el mayor beneficio posible. En lugar de funcionar en contra de las tendencias del sueño naturales de tu cuerpo, obligándote a levantarte o acostarte demasiado pronto, intenta programar las reuniones y los eventos sociales a horas en que seas más productivo y tengas más energía (aunque no sea nada fácil conseguirlo).

Es importante tener en cuenta que estas definiciones de los cronotipos del sueño pueden ayudar a explicar rasgos comunes de la población, pero no reflejan tus valores como persona y desde luego no predicen el éxito en lo que a patrones del sueño se refiere.

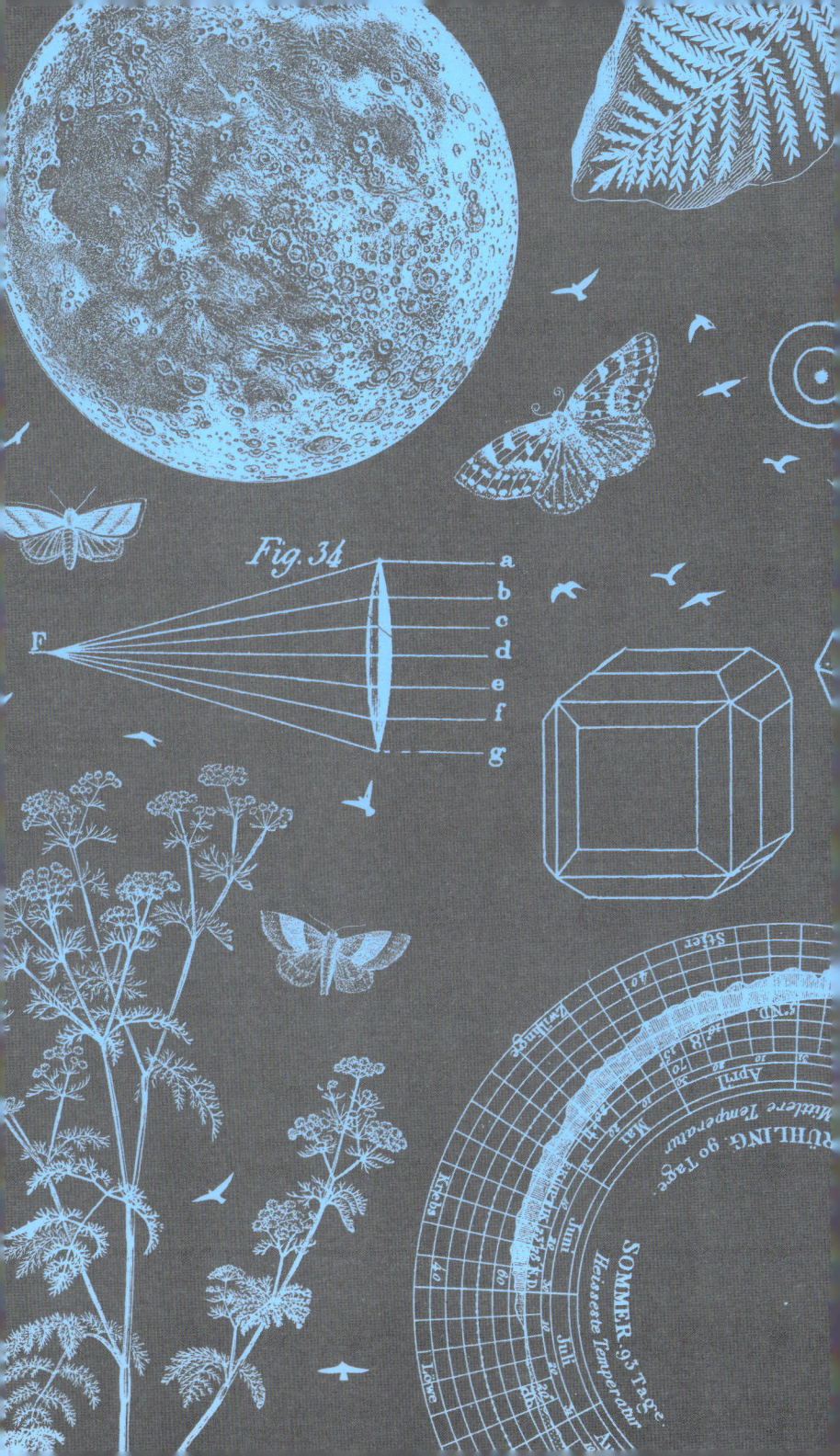

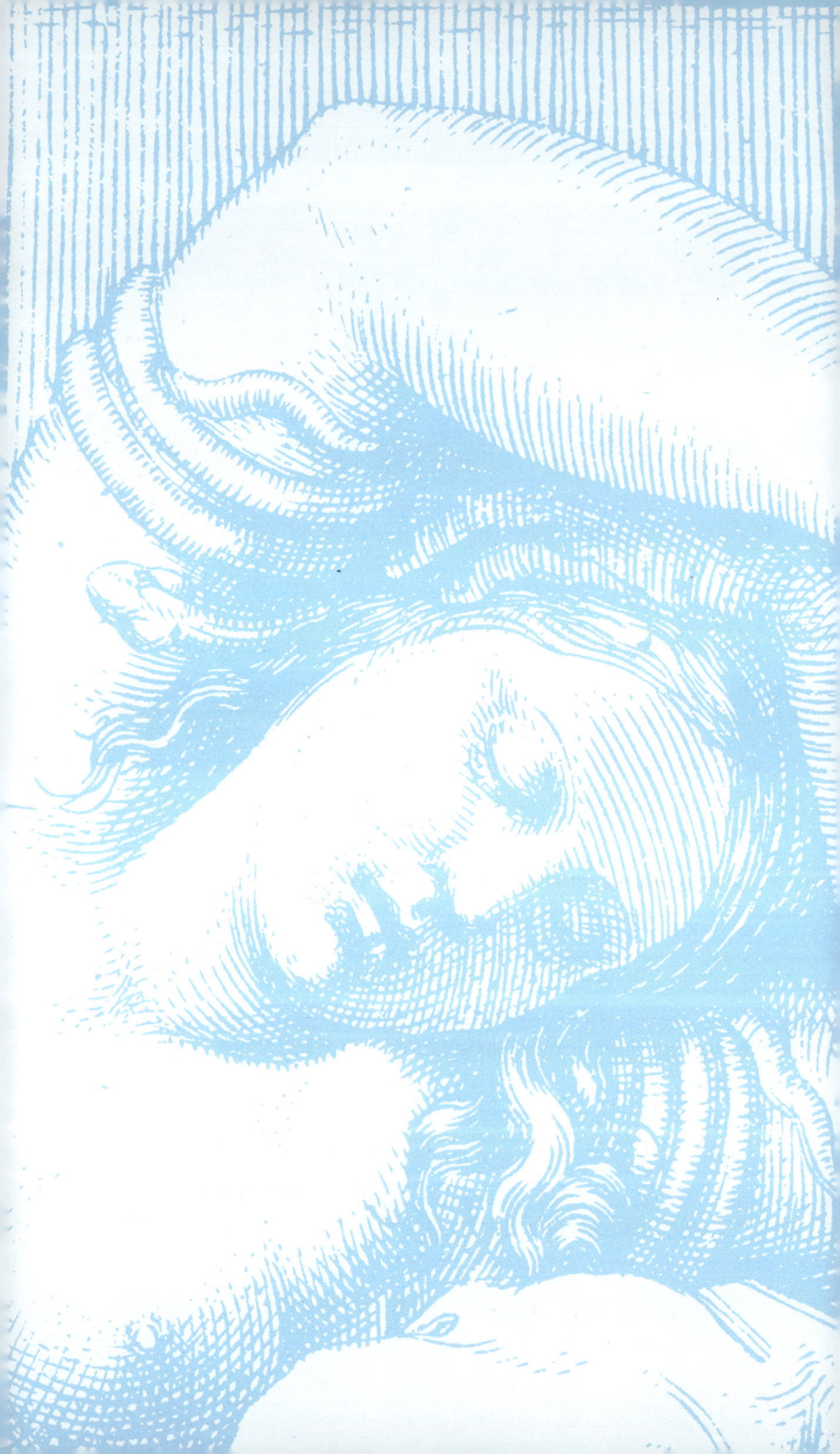

LOS CICLOS DEL SUEÑO

Sabemos que, para que el cuerpo descanse y se regenere por completo, deberíamos dormir unas ocho horas por la noche. Sin embargo, como ya hemos visto, si tienes problemas para dormir, la presión por conseguir esas ocho horas puede ser un elemento fundamental del círculo vicioso que te mantiene despierto.

En el sueño, no se trata solo de cantidad sino también de calidad. Levantarse descansado, despierto y con fuerza también exige dormir como corresponde.

En lugar de ceñirte a la «regla de las ocho horas», otro sistema es organizar el sueño en ciclos de noventa minutos.

El primer paso consiste en establecer una rutina acorde con tu ritmo circadiano y calcular el número de ciclos de sueño que necesitas completar a lo largo de la semana para conseguir tus objetivos de sueño.

Para que funcione, debes fijar la hora a la que te vayas a levantar y luego determinar la hora a la deberás acostarte. Por ejemplo, si te propones dormir cinco ciclos (con un total de siete horas y media de sueño) y quieres levantarte a las seis y media, debes procurar dormirte a las once de la noche. Acostarse entre las nueve y media y las once coincide con el flujo natural de tu ritmo circadiano, porque es cuando el cuerpo empieza a bajar los niveles de serotonina y libera más melatonina para inducir el sopor.

LA CLAVE ESTÁ EN LA DISCIPLINA

Conseguir un ritmo fijo de sueño es la piedra angular del sistema «ciclos de sueño», y significa acostarse y levantarse siempre a la misma hora. Pronto observarás que tu cuerpo se despierta de forma natural a la misma hora todos los días.

MÁS NO SIEMPRE SIGNIFICA MEJOR

Ocurre a menudo que queremos «recuperar» sueño durante el fin de semana, una costumbre, sin embargo, que en realidad puede hacer que te sientas peor. Como sabemos, es muy importante despertarse a la misma hora todos los días, para evitarle problemas a tu reloj interior.

Ceñirse a una hora de levantarse fija significa que tu cuerpo se puede despertar sin necesidad de que suene el despertador. Durante la hora anterior a la de despertarte, el sueño se hace más ligero, sube la temperatura del cuerpo y los niveles de cortisol también empiezan a aumentar, todo lo cual te da la energía que necesitas para despertarte.

NO LE DES AL BOTÓN «POSPONER»

Evita cuanto puedas darle al botón «Posponer» cuando suene el despertador. Dormirte de nuevo te dejará aturdido, porque desincroniza a tu cerebro y al resto de tu cuerpo de su ritmo natural.

En el caso de quienes tienen problemas para dormir, de lo que se trata, evidentemente, no es de *cuándo* hacerlo, sino *cómo*.

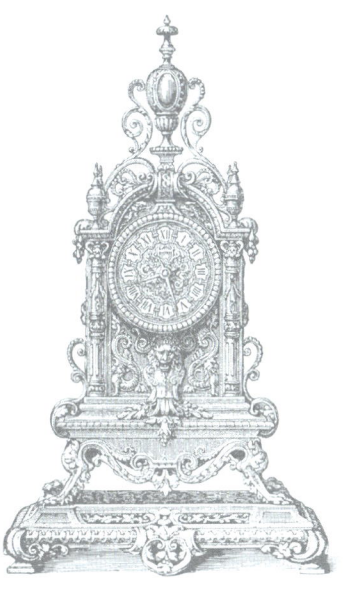

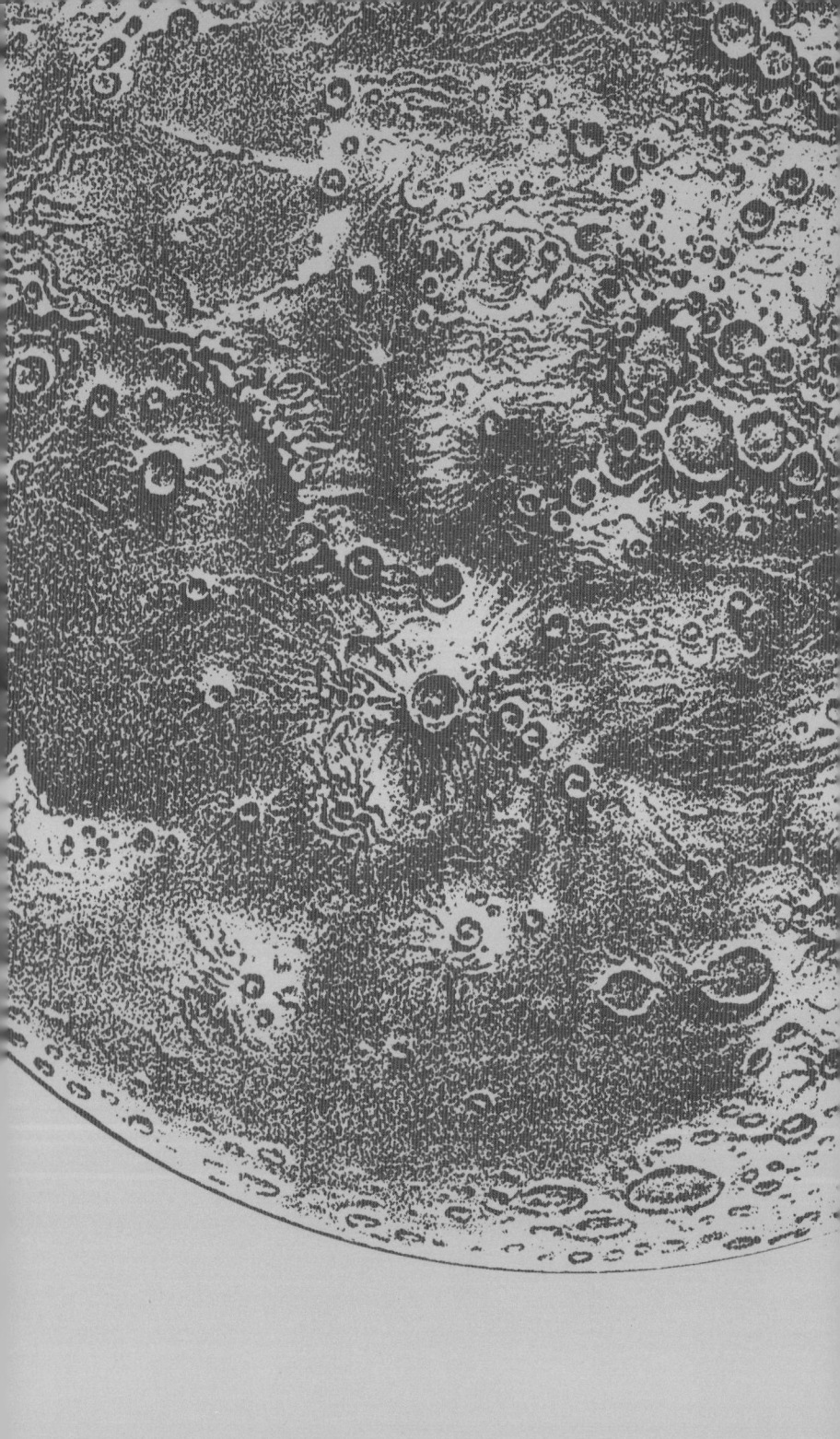

CAPÍTULO TRES

hora de acostarse

QUERIDO DIARIO

Si te cuesta dormirte o seguir durmiendo cuando es hora de hacerlo, es importante, ante todo, que determines cuál puede ser la causa que te lo impide.

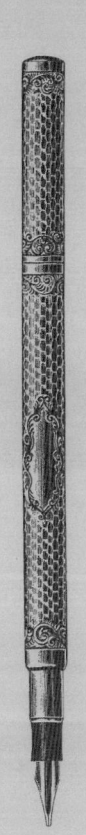

Sea el COMPORTAMIENTO, el AMBIENTE o la ALIMENTACIÓN, llevar un diario personal del sueño es la forma más efectiva de identificar todos estos factores y empezar a pensar cuál sería tu exclusivo ritual del sueño. Durante siete días, lleva dos diarios: uno cuando te despiertes y otro cuando vayas a acostarte.

El diario de la mañana te ayudará a precisar tus horas habituales de sueño y cuántas duermes, además de la frecuencia con que te despiertas durante la noche (y cualquiera que pueda ser la causa). El diario de la noche te ayudará a identificar los factores de tu estilo de vida que pueden impedirte dormir bien por la noche.

Una vez que comprendas mejor qué es lo que te dificulta el sueño, puedes usar esta información para desarrollar hábitos nuevos que sean la base de tu particular ritual del sueño, tal y como te indico en los capítulos siguientes.

COMPLÉTALO TODAS LAS MAÑANAS	EJEMPLO	LUNES	MARTES
ME ACOSTÉ A LAS	10 pm		
ME HE LEVANTADO A LAS	7,30 am		
ME DORMÍ:			
• Enseguida			
• Me costó un poco	X		
• Me costó bastante			
ME DESPERTÉ POR LA NOCHE			
• Número de veces	2		
• Tiempo total despierto	3 horas		
• Total de horas (de sueño)	6,5 horas		
CAUSAS DE NO DORMIR (anota todos los factores físicos y mentales, por ejemplo ruido, estrés, luz, ronquidos de la pareja, incomodidad, fiebre, dolor físico, molestias en las articulaciones, mala digestión…).	Ruido, ronquidos de mi pareja, preocupaciones		
¿CÓMO TE SENTISTE AL DESPERTAR?			
• Completamente fresco y con energía			
• Moderadamente fresco	X		
• Fatigado			
FACTORES DEL ESTILO DE VIDA (anota otras causas que hayan afectado a tu sueño, por ejemplo las horas de trabajo, el ciclo menstrual, preocupaciones por la seguridad, mente ocupada…).	Financiero. Me despertaba pensando en problemas económicos, que me impedían volver a conciliar el sueño		

MIÉRCOLES	JUEVES	VIERNES	SÁBADO	DOMINGO

COMPLÉTALO TODAS LAS NOCHES ANTES DE ACOSTARTE	EJEMPLO	LUNES	MARTES
N.º DE BEBIDAS CON CAFEÍNA			
• Antes de las 5 de la tarde	3		
N.º DE BEBIDAS CON CAFEÍNA			
• Después de las 5 de la tarde	1		
BEBIDAS ALCOHÓLICAS DESPUÉS DE LAS 5 DE LA TARDE: *1 unidad quivale a media pinta de cerveza, un chupito de licor, medio vaso de vino (76 ml) o 250 ml de bebidas con apariencia de refrescos pero que contienen alcohol.*			
• 1-2 unidades	X		
• 3-4 unidades			
• Más de 4 unidades			
MEDICAMENTOS TOMADOS DURANTE EL DÍA *y cuáles*	Ninguno		
SIESTAS DURANTE EL DÍA *(sí o no y duración)*	Sí, 1 (30 minutos)		
¿TE SENTISTE ASÍ DURANTE EL DÍA?			
• Cansado			
• Estado de ánimo variable	X		
• Impaciente			
• Incapaz de concentrarte			
DESCRIBE BREVEMENTE TU RUTINA EN LA HORA ANTES DE PONERTE A DORMIR	Me tomé un baño antes de acostarme y vi algunos programas en el portátil en la cama durante un par de horas. Antes de apagar la luz, comprobé el correo.		

MIÉRCOLES	JUEVES	VIERNES	SÁBADO	DOMINGO

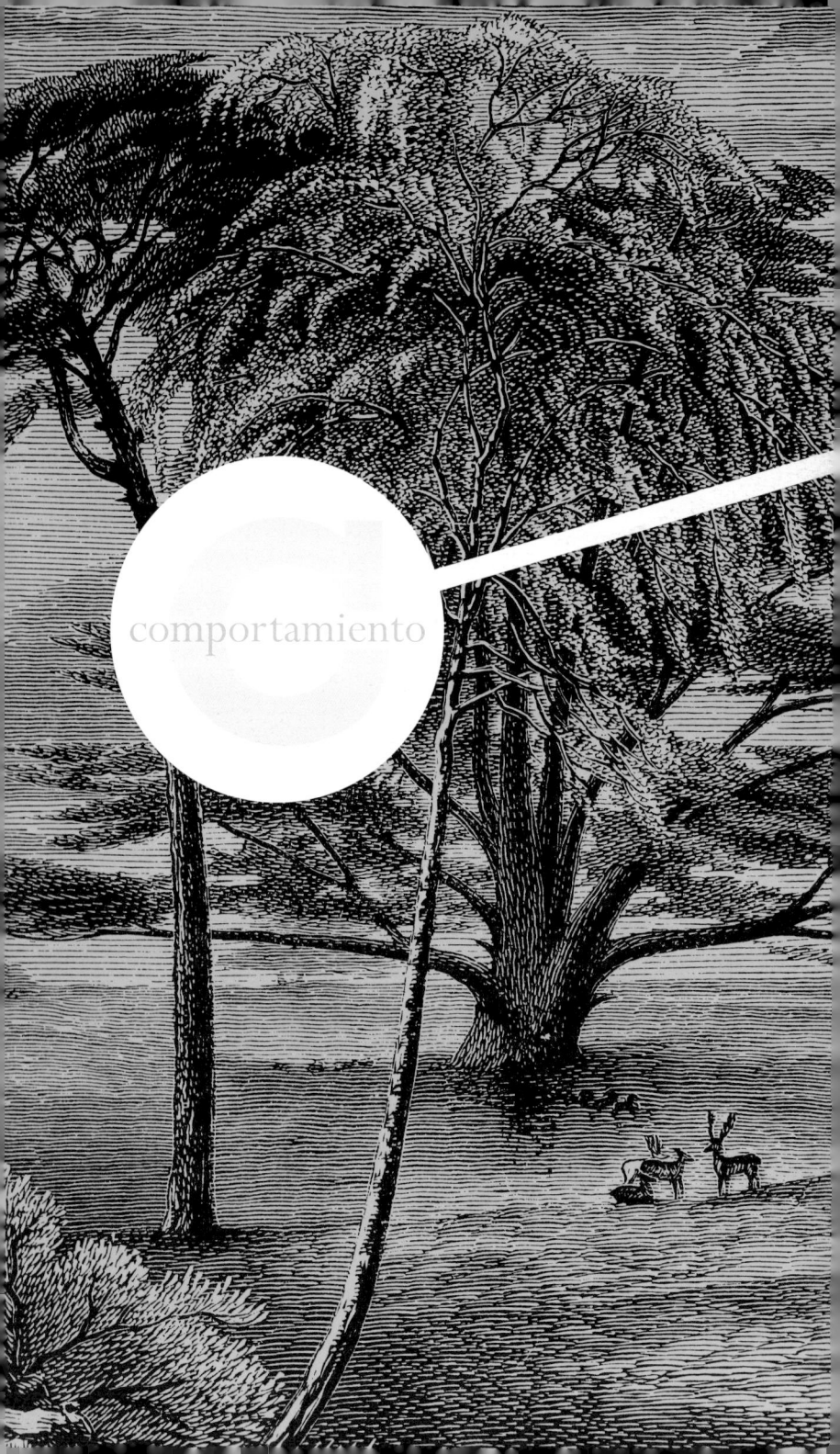
comportamiento

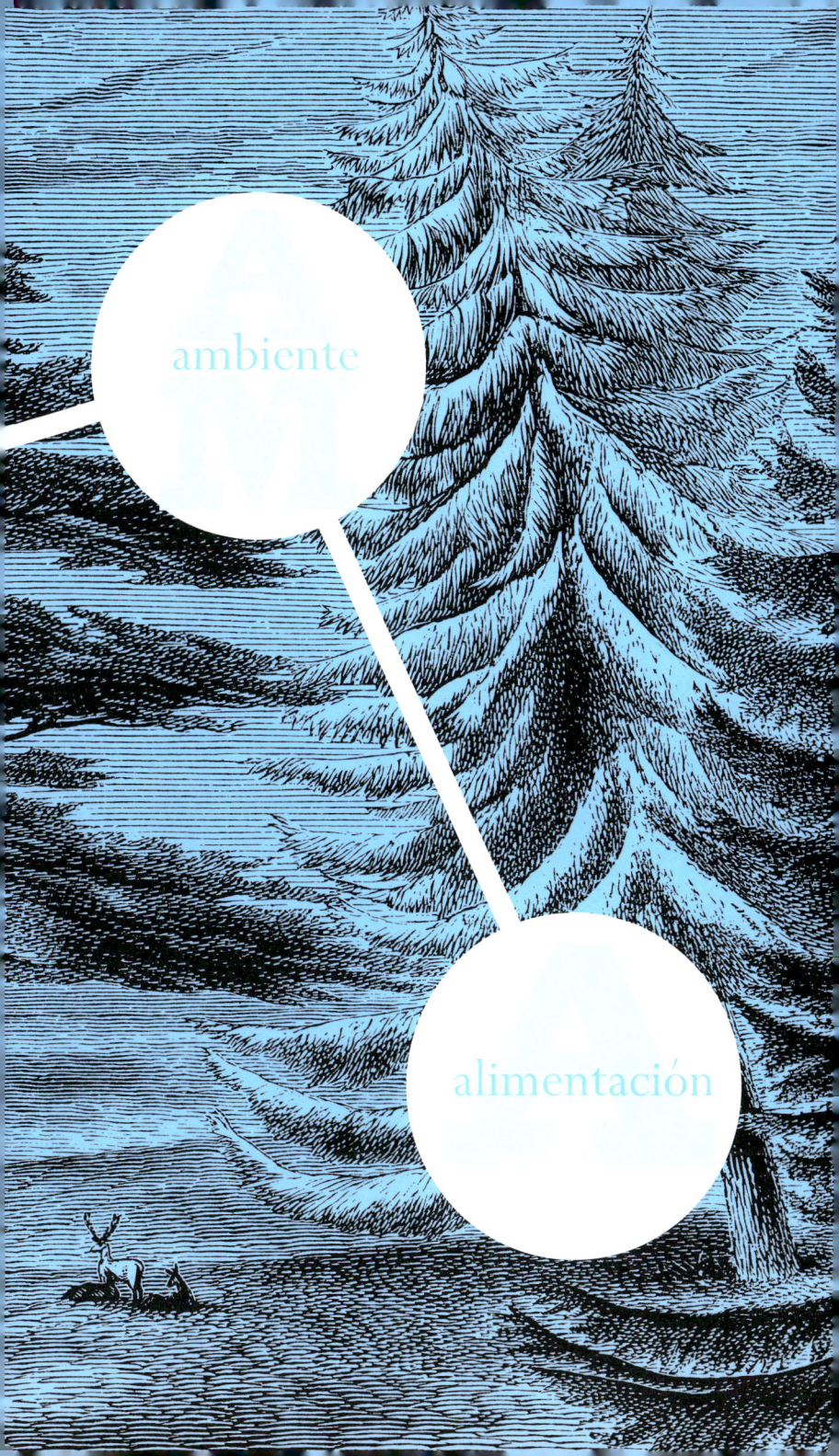

«Piensa por la mañana. Actúa a mediodía. Come por la tarde. Duerme de noche».

William Blake

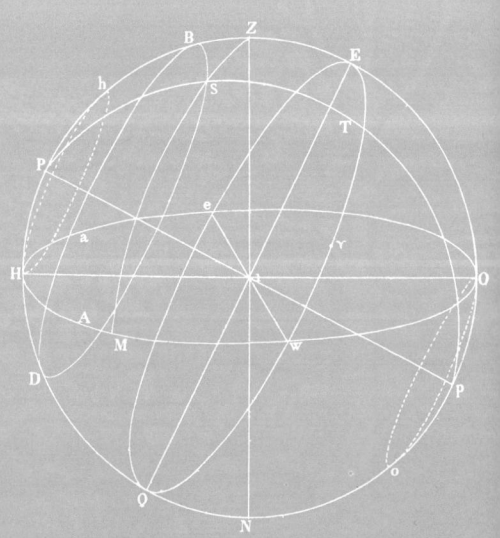

La rutina que sigas antes de acostarte puede influir en la calidad y la cantidad de tu sueño.

La de la mañana después de despertarte puede afectar al resto del día.

Imagina que tu habitación es el «palacio del sueño», reservado exclusivamente para dormir. Y, sí, está demostrado que el sexo ayuda a dormir bien por la noche.

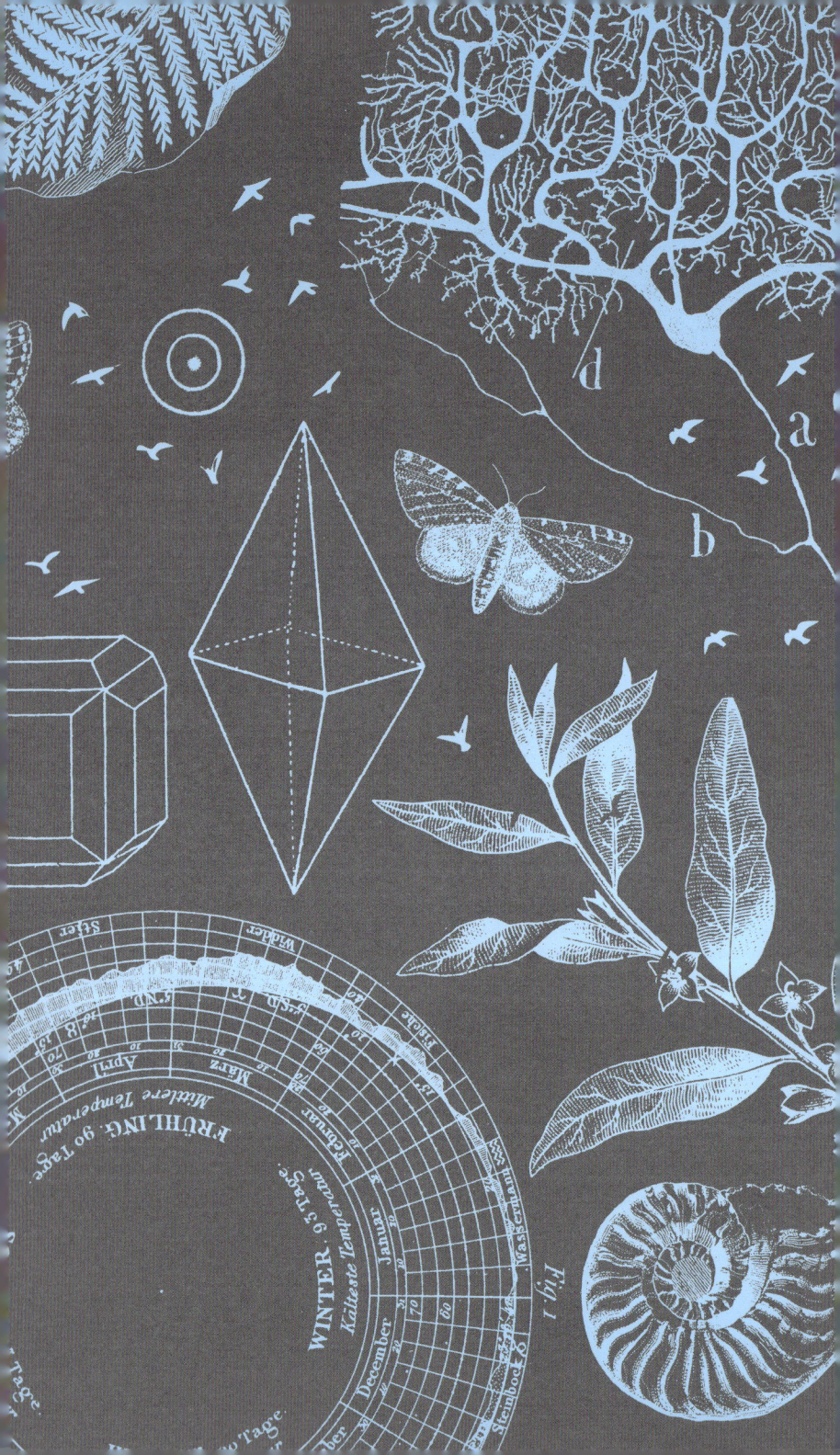

¡LUCES FUERA!

En 1981, el doctor Charles Czeisler, de la Facultad de Medicina de la Universidad de Harvard, descubrió que la luz del día es la responsable de la adaptación de nuestro ritmo circadiano, o reloj corporal, a nuestro entorno.

Cualquier luz puede inhibir la secreción de melatonina. Deja, pues, la habitación a oscuras: baja las persianas o ponte un antifaz. Si te despiertas durante la noche, toda luz que se cuele entre las cortinas puede ser una distracción que te impida dormir de nuevo.

Todo tipo de luz puede detener la secreción de melatonina –la hormona que induce el sopor– pero la azul es la que peor efecto tiene. Es la luz que emiten dispositivos eléctricos como el ordenador, el teléfono móvil, la *tablet* o el televisor.

Si necesitas tener una luz encendida, está demostrado que la roja es la que menos afecta a la producción de melatonina, de modo que esta longitud de onda de luz es la que más propicia el sueño.

Puedes poner bombillas de color rojo o rosa en tu habitación, incluso guirnaldas de luces, aunque es posible que estas no gusten a todo el mundo. También puedes utilizar lámparas de pie con bombillas incandescentes, que emiten una luz difusa y cálida y cuya intensidad se puede controlar con un pequeño interruptor.

Durante el día, procura estar expuesto a la luz natural, porque te puede ayudar a estar de buen humor y sentirte con más energía, lo cual, a su vez, puede influir positivamente en el sueño nocturno.

Pero recuerda: a la hora de dormir, ¡luces fuera!

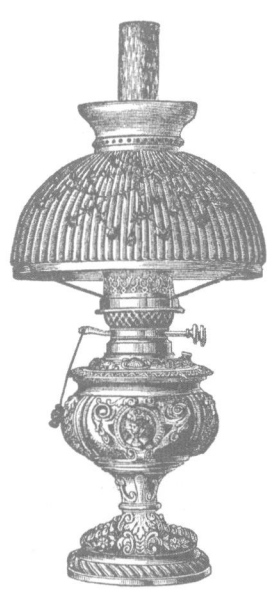

DESINTOXICACIÓN DIGITAL

Para muchos el problema no es, evidentemente, la luz de la habitación, sino el teléfono, el portátil y el televisor que utilizamos antes de acostarnos.

Ver algún programa, seguir las noticias, comprobar el correo o repasar las redes sociales son algunos ejemplos de cómo la tecnología ha pasado a formar parte integral de la vida moderna. Pero el problema es que nos puede mermar la capacidad de dormir bien.

Mientras permaneces con el móvil o el portátil, en realidad estás permanentemente a disposición de sus contenidos, lo cual puede dificultar que desconectes y que la mente descanse. ¿Realmente necesitas comprobar el correo antes de acostarte? ¿No puedes esperar? Estudios recientes demuestran que comprobamos el móvil entre ochenta y doscientas veces al día. Una encuesta a más de cuatro mil adultos británicos realizada por Deloitte en el año 2017 concluía que el 38 % de los encuestados pensaban que utilizaban demasiado el teléfono móvil, una cifra que llegaba al 50 % en las personas de entre dieciséis y veinticuatro años. Nada menos que el 79 % de los adultos afirmaban que repasaban las aplicaciones del móvil durante la hora antes de acostarse, y el 55 % lo hacía en los quince primeros minutos después de despertarse.

CAER DORMIDO

Un estudio publicado por las Actas de la Academia Nacional de Ciencias de los Estados Unidos de América mostraba que la luz de onda corta (azul) que emiten los dispositivos electrónicos alteraba las fases del ritmo circadiano y suprimía la melatonina. Este estado de mayor alerta antes de acostarse afectaba al tiempo que tardaban las personas en dormirse y acortaba la fase REM de su ciclo del sueño.

En el mismo estudio de observó que, incluso después de dormir ocho horas, quienes habían estado expuestas a luz azul antes de acostarse tenían más sueño y les costaba más despertarse. También está demostrado que quienes usan dispositivos electrónicos antes de ir a dormir se acuestan más tarde, circunstancia que afecta a su ritmo circadiano y al tiempo de sueño.

FEELING BLUE*

Los estudios han determinado una correlación entre el uso excesivo de los teléfonos móviles y la depresión, en especial en los jóvenes. También está demostrado que la excesiva dependencia del móvil, y en algunos casos la adicción, influyen en otros estados relacionados con la salud mental, por ejemplo la ansiedad, la conducta obsesiva y la sensibilidad interpersonal. Todo ello puede afectar a tu capacidad para dormir.

Naturalmente, no tiene sentido eliminar estos dispositivos de nuestra vida, pero encontrar estrategias para gestionar su uso te puede ayudar a dormir bien. Cuando escribas en tu diario del sueño, sin duda aparecerá el problema del uso de estos dispositivos. Como parte de tu ritual del sueño, ponte una hora límite, que, si es necesario, puedes extender a toda la familia. Pon el dispositivo en «modo noche» y apaga toda luz azul dos horas antes de acostarte, como la mejor forma de eliminar este factor de tu problema de sueño.

---

* En inglés *blue*, 'azul', se utiliza también para referirse a la tristeza. La traducción literal de *feeling blue* sería 'sentirse azul', o sea, sentirse triste. El autor hace un juego de palabras, difícil de trasladar al castellano, entre el azul como emoción y la luz azul que emiten los dispositivos electrónicos.

¡ARRIBA!

Y no solo al acostarte. Cuando te despiertes, no corras desesperado a meterte en el mundo digital. Debes hacer todo lo posible para empezar el día siguiendo el flujo natural de tu ritmo circadiano. Al abrir los ojos, descorre las cortinas de modo que entre toda la luz natural posible, para facilitar que tu cerebro deje de liberar melatonina mientras utiliza la hormona cortisol, que te ayuda a salir del sueño y te estimula el apetito.

Intenta no encender el móvil hasta después de ducharte y desayunar, porque empezar el día con una mala noticia que te pueda llegar por el correo no hace sino agravar el estrés, un estrés que lleva al cuerpo a producir demasiado cortisol, lo cual puede desincronizarte el ritmo circadiano durante toda la jornada, además de afectar a tu estado de ánimo y, en algunos casos, a tu apetito.

TOMA EL FRESCO

Si quieres prepararte para dormir bien por la noche, debes tomar el fresco. Cuando pensamos en el efecto de la temperatura sobre el cuerpo, es fácil dar por supuesto que el calor nos ayuda a dormir. Es posible que sentarte al sol del mediodía o en tu sofocante despacho te amodorre, pero si lo que quieres es dormir por la noche, el calor puede complicar las cosas.

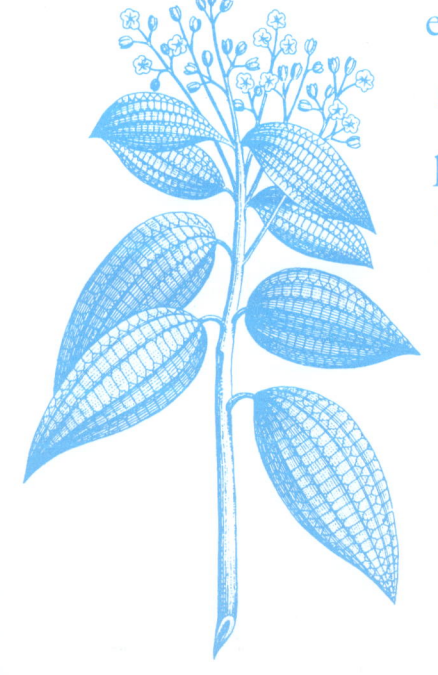

El cansancio que te provocan las altas temperaturas durante el día es un efecto secundario del esfuerzo del cuerpo por mantenerte fresco. La reacción corporal a esas temperaturas es ensanchar los vasos sanguíneos, con lo que el flujo de la sangre cerca de la piel aumenta para liberar calor y enfriar el cuerpo. Al mismo tiempo, se baja la tensión arterial, de modo que llega menos oxígeno a diversos sistemas del organismo, con la consiguiente fatiga.

En cambio, el ritmo circadiano se adapta perfectamente a la temperatura del cuerpo: es una de las funciones que controla para que te duermas o sigas despierto. Durante el día, la temperatura corporal sube de forma natural hasta bien entrada la tarde, y después empieza a bajar. Cuando comienzas a dormirte, desciende entre uno y dos grados, lo cual ayuda al cuerpo a conservar energía. Esta bajada de la temperatura indica la liberación de melatonina que propicia la relajación y el sueño reduciendo el ritmo cardíaco, el de la respiración y la digestión. Si duermes en un ambiente con exceso de frío o calor, es más difícil que alcances la temperatura óptima necesaria para un sueño de buena calidad.

DATE UN BAÑO

Después de lo dicho, podrá parecer ilógico, pero muchos estudios demuestran que calentar el cuerpo con un buen baño ayuda a dormir, aunque para aprovechar este efecto es fundamental controlar los tiempos. El mejor momento para darse un baño es como mínimo una hora antes de disponerte a dormir, porque da tiempo a que el cuerpo se enfríe y alcance la temperatura óptima para el sueño. Los mismos efectos tiene la ducha, incluso poner los pies en agua caliente para subir la temperatura de la piel y el resto del cuerpo.

Está demostrado que un baño alivia la ansiedad y el estrés muscular, lo cual puede contribuir a relajarse y dormir. Es bueno poner sales de Epsom en el agua, porque son ricas en magnesio, que también ayuda a relajar los músculos y a dormir.

Algunos de los aceites que se suelen usar para relajarse son los de lavanda, bergamota, *ylang ylang*, salvia esclarea y vetiver. Es posible que no se hayan estudiado con rigor los efectos de la aromaterapia, pero es evidente que los aceites esenciales tienen propiedades calmantes.

Apagar la luz y encender velas puede hacer que el baño sea aún más relajante. La música suave o alguna aplicación de meditación del móvil pueden hacer del baño un momento de tranquilidad y calma para la mente ajetreada.

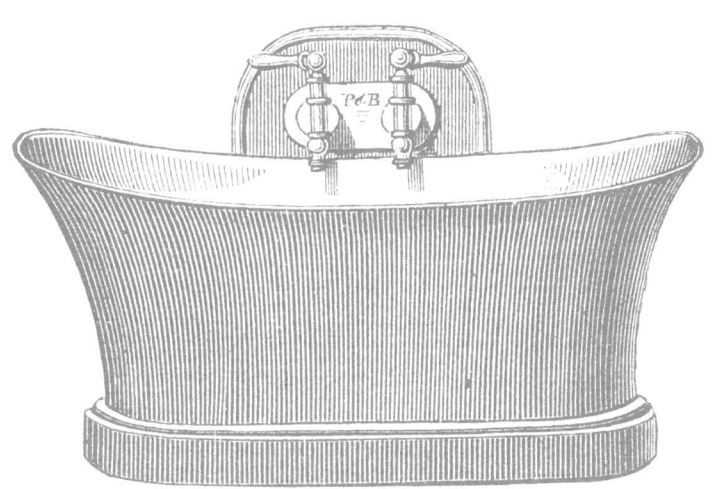

LIBERA LA MENTE

Una mente inquieta te puede impedir conciliar el sueño. Cuando estás tumbado y despierto, es posible que tu mente esté desbocada, dándoles vueltas a los problemas y las preocupaciones de tu vida, muchos de los cuales, sin darte cuenta, te ocupan el pensamiento por la noche.

Las personas que antes de acostarse ponen por escrito lo que piensan y todo lo que tienen que hacer, se suelen dormir mucho antes que quienes no lo hacen.

Deja cuaderno y lápiz junto a la cama, y todas las noches anota lo que pienses antes de acostarte. Además de lo que te preocupa y te estresa, escribe cosas que tengas que terminar al día siguiente o haz una lista de las que tengas pendientes.

Si durante la noche te despiertas y la mente empieza a divagar, lee el diario y la lista y añade lo que consideres oportuno. A veces las mejores ideas llegan a mitad de la noche; por tanto, procura tener espacio suficiente en el cuaderno para anotarlas.

Como decía antes, no te pases horas tumbado intentando dormir. Al contrario, levántate de la cama y siéntate en algún lugar tranquilo y con muy poca luz. Aprovecha este tiempo para reflexionar y, para organizar lo que pienses, escríbelo, sin permitir que te vaya dando vueltas por la cabeza.

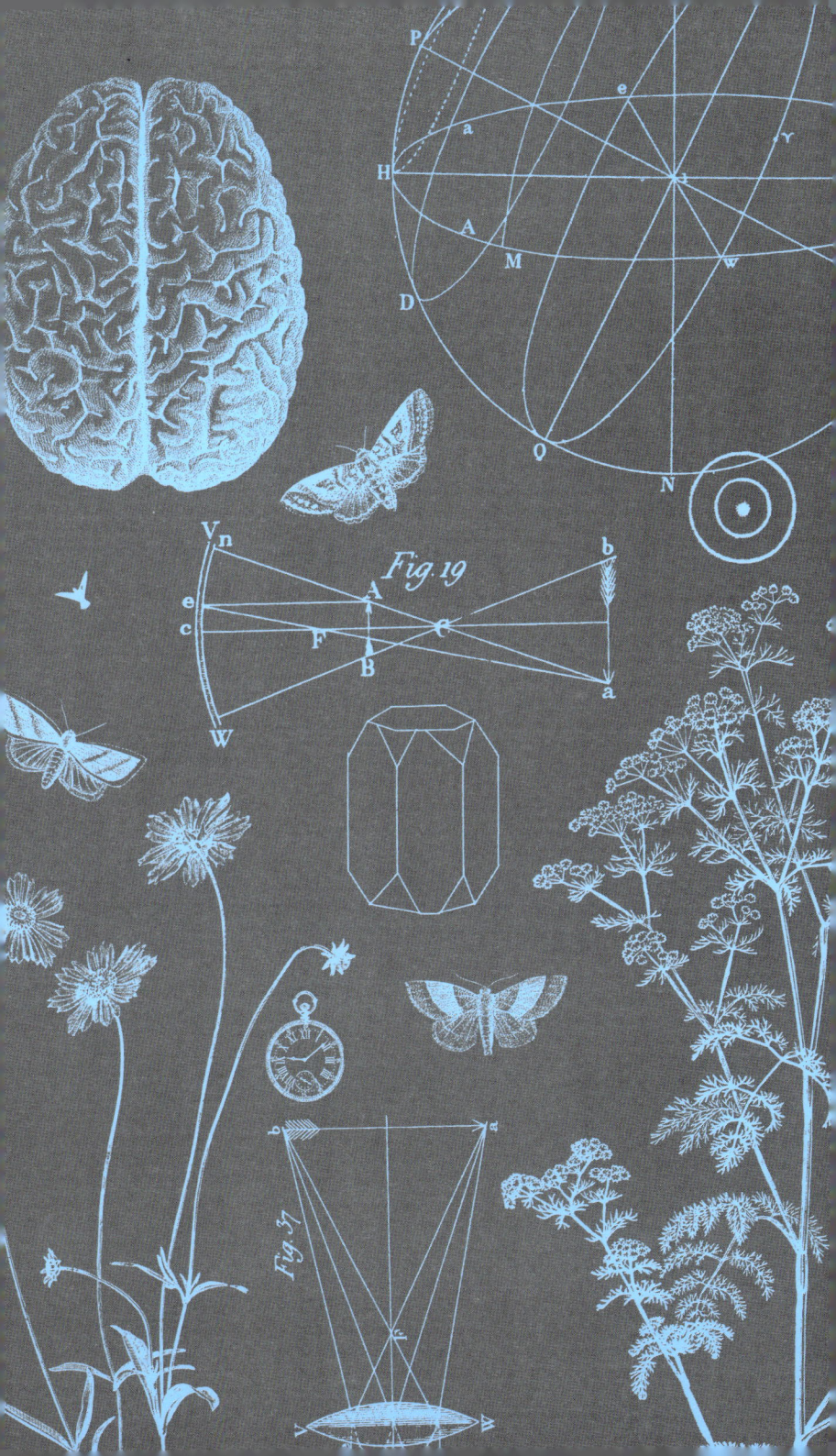

PONTE CÓMODO

La postura en que te pongas para dormir puede afectar a cómo duermas por la noche. La más habitual, y la que recomiendan muchos especialistas en sueño, es la posición fetal. Si decides dormir así, debes apoyarte en el lado contrario al que sea tu dominante (es decir, si eres diestro, en el lado izquierdo). Pero no todos los expertos están de acuerdo al respecto, y muchos señalan que dormir bocarriba es mejor para la salud, aunque sea la postura menos habitual.

Determinar cuál es la mejor posición es, en última instancia, cuestión de comodidad, y para elegirla puedes seguir el sistema de ensayo y error. Sin embargo, algunas posturas son mejores si sufres algún problema de salud que esté afectando a la calidad de tu sueño.

DOLOR DE CUELLO Y ESPALDA

Dormir tumbado sobre la espalda permite que la cabeza, el cuello y la columna cerebral descansen, porque es una posición que limita cualquier exceso de presión sobre estas zonas. Una almohada debajo de las rodillas puede ayudar a mantener la curva natural de la zona lumbar y reducir más aún cualquier presión sobre la columna. Procura que la almohada en que apoyas la cabeza sostenga el arco natural del cuello y los hombros.

RONCAR O APNEA DEL SUEÑO

La apnea del sueño hace que las vías respiratorias se cierren y se interrumpa la respiración. Puede perjudicar al sueño y provocar ronquidos. Evita dormir sobre la espalda, porque facilita que la lengua y el paladar blando se retraigan a la pared posterior de la garganta, lo cual provoca el ronquido. Ponte en una posición que impida que esto ocurra y ayude a abrir las vías respiratorias. Una almohada dura entre las rodillas puede ayudar a reducir cualquier presión sobre la cadera y la zona lumbar.

REFLUJO Y ACIDEZ

Muchas personas sufren reflujo y acidez, provocados por los ácidos del estómago que suben por el esófago y la garganta. Las mujeres embarazadas y las personas con sobrepeso son más propensas a sufrir estos trastornos. Dormir sobre la espalda puede empeorar las cosas, pero si es así como duermes, utiliza una almohada para levantar la cabeza y los hombros. Está demostrado que dormir de lado mitiga los efectos del reflujo y la acidez, pero es importante decidir el lado en que te apoyas, debido en gran parte a la gravedad. Por la posición del esófago, dormir sobre el lado izquierdo favorece que el reflujo vuelva con mayor facilidad al estómago.

NO PARES

Es indudable que mantenerse físicamente activo reporta muchos beneficios para la salud, físicos y mentales. Los estudios demuestran que la actividad física ayuda a reducir en un 30 % el riesgo de muerte por cualquier causa.

Actualmente se recomienda algún tipo de ejercicio físico durante treinta minutos todos los días. Pese a los evidentes beneficios de la actividad física, son muchas las personas que llevan una vida sedentaria.

El ejercicio beneficia al sueño de muchas formas, y una de ellas es que prolonga el sueño profundo (fases tercera y cuarta), las horas del ciclo del sueño en que el cuerpo se recupera mejor. La actividad física mejora la calidad del sueño, pero también puede ayudar a dormir más tiempo. La razón es que gastas más energía durante el día, con lo que, a la hora de acostarte, estás cansado y con ganas de dormir. Está demostrado que este efecto es mayor en quienes hacen ejercicio de modo regular.

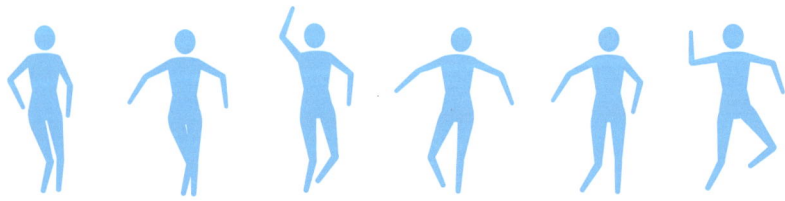

El ejercicio también puede ayudar a aliviar el estrés y la ansiedad, problemas habituales para dormir bien. Las actividades que implican tanto a la mente como al cuerpo, tales como el yoga y los estiramientos, bajan los niveles de cortisol y la presión sanguínea, lo cual puede inducir el sueño.

Pero la actividad física en horas inmediatas a la de acostarse también puede afectar al sueño, en especial si incluye ejercicios de alta intensidad. El ejercicio pesado sube considerablemente la tensión arterial, la temperatura corporal y los niveles de hormonas como la adrenalina: un cóctel que no ayuda precisamente a dormir. Si te gusta hacer ejercicio a última hora del día, prueba a ducharte después con agua fría para bajar la temperatura corporal antes de acostarte y procura que la cena sea la comida más ligera del día.

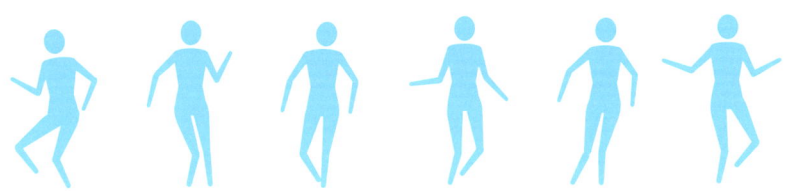

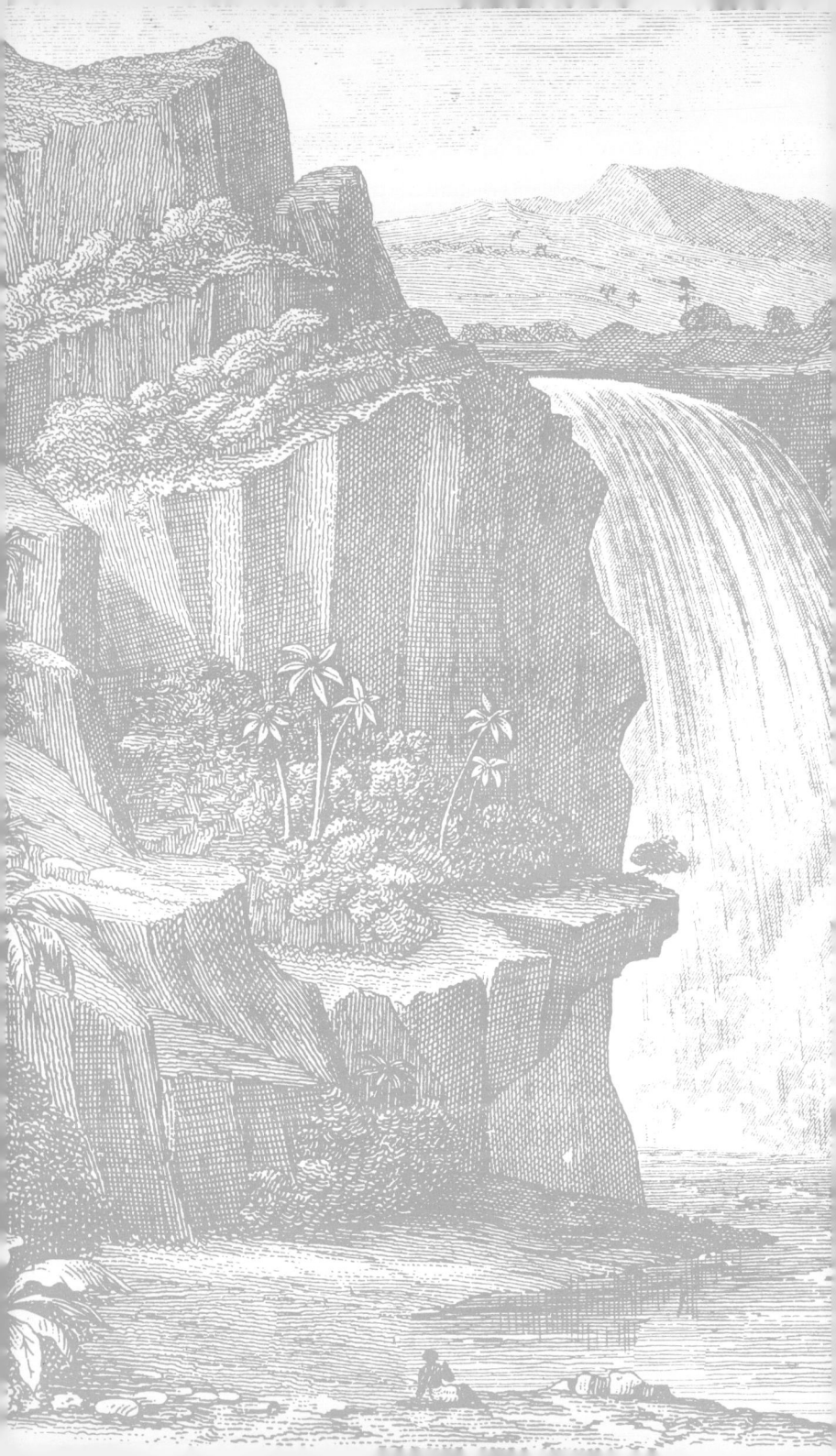

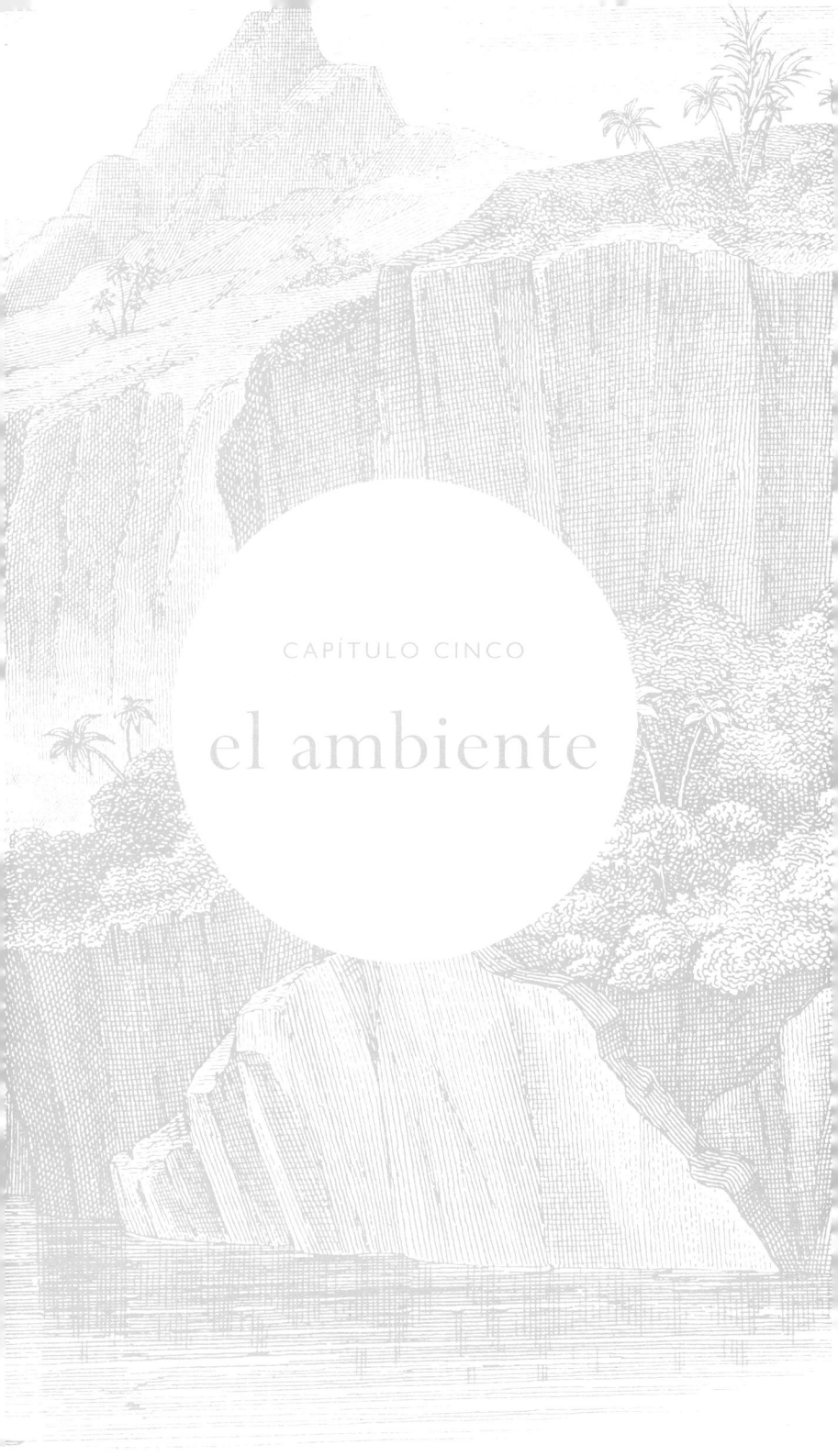

CAPÍTULO CINCO

el ambiente

«No tengas en casa nada que no te resulte útil o no te parezca hermoso».

William Morris

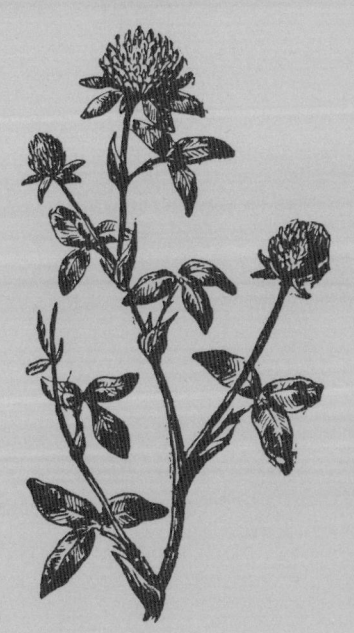

EL DESORDEN PROVOCA ESTRÉS

Las personas a las que les cuesta dormir suelen ser sumamente sensibles a todo lo que pueda ser un «peligro» para lograrlo.

El tictac del reloj, los estantes abarrotados de libros, el armario desorganizado, los montones de ropa sucia o la luz de espera de los dispositivos eléctricos: todo puede convertirse en foco de atención y hasta en algo obsesivo cuando uno intenta dormir. Incluso cosas que durante el día parecen insignificantes pueden ser causa de ansiedad por la noche, por ejemplo el pequeño desconchado de la pared o esa rasgadura del papel pintado.

El desorden provoca estrés; por esto es importante organizar un espacio tranquilo y relajante donde dormir.

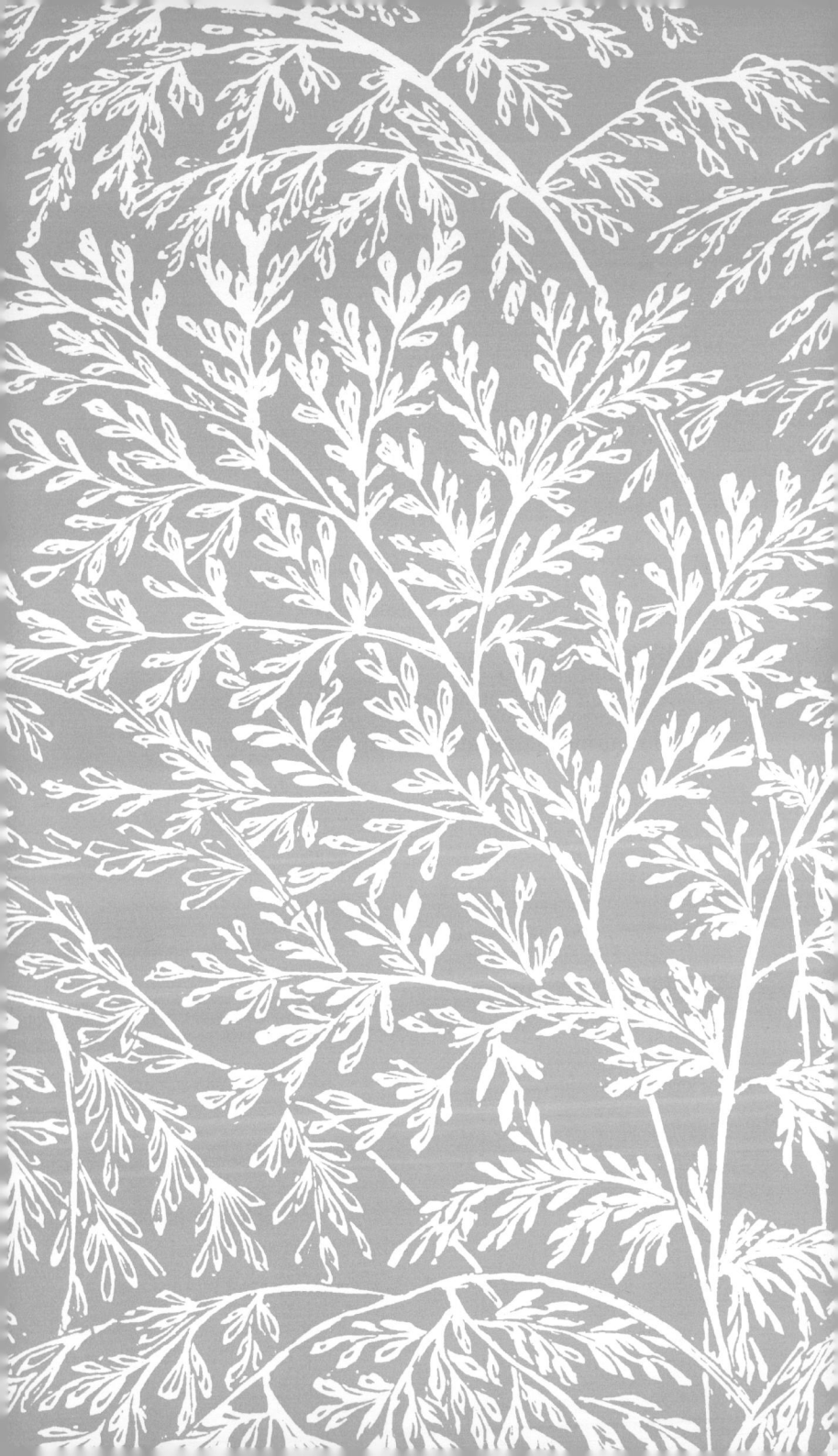

LO HECHO, HECHO ESTÁ

Así que, apurando el refrán, cuando hagas la cama, asegúrate de hacerla bien. Las sábanas limpias y la cama bien hecha sin duda marcan toda una diferencia. Ahueca las almohadas, sacude el edredón para que esté lo más esponjoso posible y crea tu propio paraíso del sueño. Las sábanas pueden ser particularmente relajantes pero, claro está, todo es cuestión de gustos. Y no olvides lo que hay debajo de la cama: es posible que no se vea, pero ahí está, y puede distraerte. Si de verdad necesitas ese espacio, utiliza cajas de almacenaje para que todo esté ordenado.

NO LO ESCONDAS DEBAJO DE LA ALFOMBRA

Si no lo necesitas en la habitación, no lo tengas en ella. Quita todo lo que no propicie un ambiente de descanso y sosiego, deja en la mesita solo la lámpara y si es posible una vela. Y, sí, haz lo mismo con todos los dispositivos digitales que llenan la habitación, por ejemplo televisores, portátiles y móviles: este es tu espacio para dormir, así que sé exigente contigo mismo.

¿UN CADÁVER EN EL ARMARIO?

Como último paso, repasa el armario, porque saber que la habitación está en perfecto orden y sin nada innecesario, ni siquiera tras la puerta del armario, puede generar una sensación de orden y claridad. Empieza por sacar toda la ropa que ya no te pongas y organiza el resto por temporada, quitando las prendas de invierno de entre las de verano y viceversa.

    Decidir por la noche, antes de acostarte, lo que te vayas a poner al día siguiente es una forma sencilla de sosegar la mente, dar sensación de orden y eliminar cualquier tensión innecesaria al levantarte.

> Ordena y organiza la habitación por secciones. Te será más fácil mantener el orden.

Invierte en buenos zapatos y buenas sábanas, porque si no estás en unos, estás en las otras.

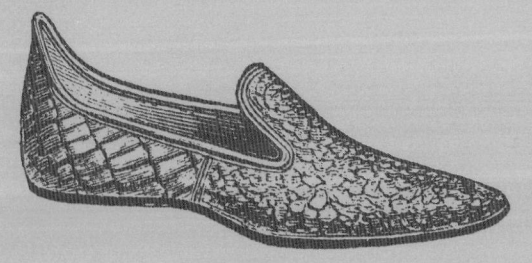

Así reza el viejo refrán, y es verdad. La superficie sobre la que duermas es muy importante para poder descansar bien por la noche, así que vale lo que pueda costarte. ¿Sabías que el colchón se puede deteriorar en un 70 % a los diez años de uso? Como norma general, deberías pensar en cambiar de colchón cada siete años.

Está demostrado que el 20 % de las personas culpan de no poder dormir bien al dolor de espalda y de cuello, a la rigidez y a dolores de otro tipo, todas ellas señales de que tal vez lo que convenga es cambiar de colchón.

Si observas que te pica o gotea la nariz, que toses o estornudas (entre otros síntomas), la causa también pueden ser el polvo y los alérgenos acumulados en el colchón: razón de más para cambiarlo.

Tómate tiempo, pruébalo y decide el grado de comodidad que necesitas. ¿Te conviene más uno de muelles o uno viscoelástico? Cada uno tiene sus ventajas, sobre todo si sufres problemas de espalda. Y si compartes la cama con tu pareja, lo mejor es un colchón grande, para que puedas estirarte a gusto.

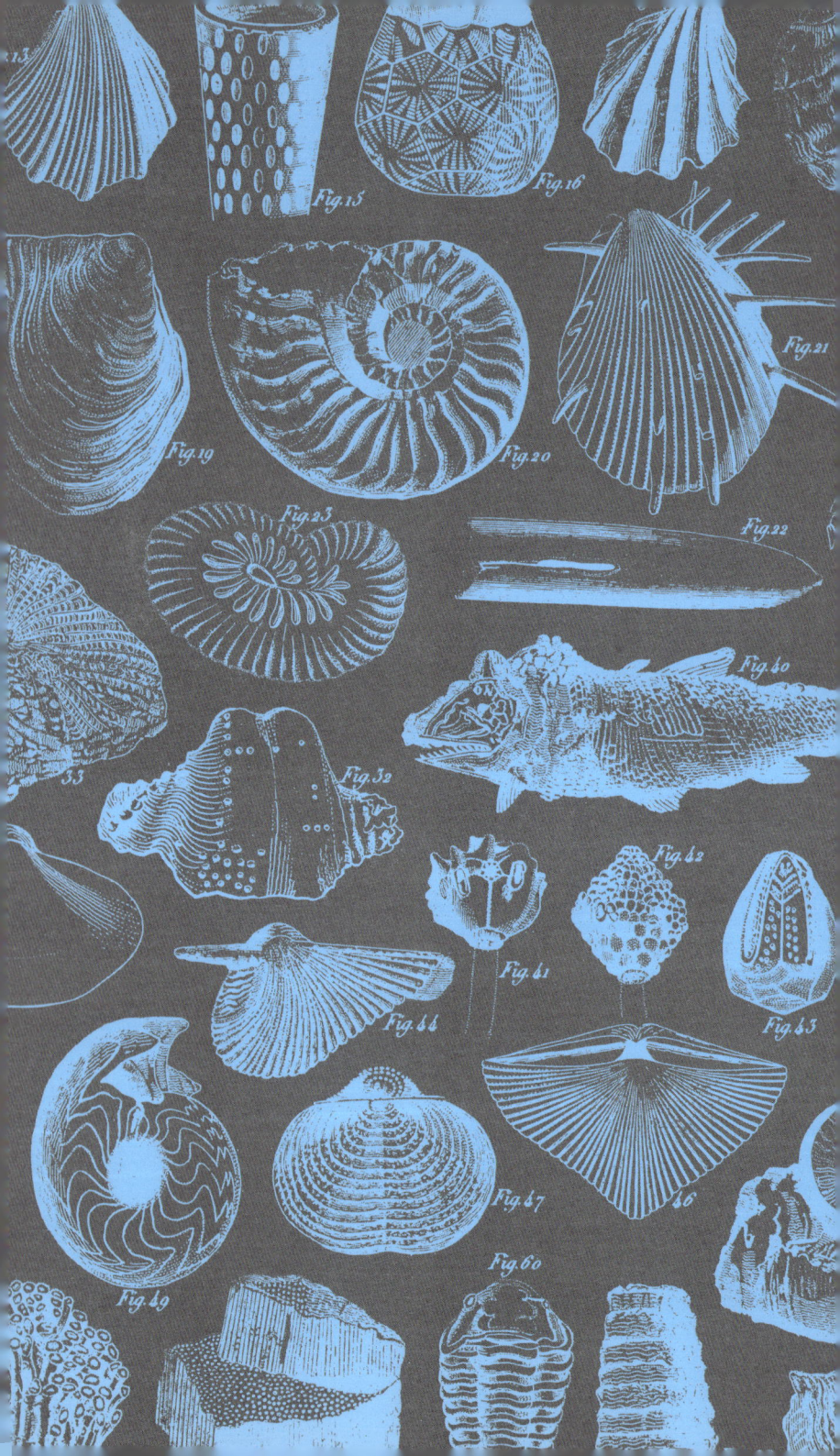

LA ROPA DE CAMA

La ropa de cama puede afectar de muchas formas a la calidad de tu sueño.

1. Procura que sea de tejido transpirable, para mantener la temperatura del cuerpo estable y ajustada a tu ritmo circadiano.
2. Procura también que el edredón tenga un peso adecuado, para que la temperatura sea constante. Muchos edredones son dobles, de modo que pueden servir para las diversas estaciones del año. De no ser así, como norma general, conviene que uses un edredón de 13,5 *togs* en invierno, 9 en otoño y 4,5 en verano. Si aprieta el calor quizás prefieras usar solo una sábana o la funda del edredón.
3. Tengas o no algún tipo de alergia, lo ideal es que la ropa de cama sea hipoalergénica. El polvo se mete en la ropa del mismo modo que se mete en las células muertas, y provoca reacciones alérgicas que pueden afectar a la respiración durante la noche y, en consecuencia, dificultar el sueño. Duerme tranquilo, no dejes que nada te incomode.

CAPÍTULO SEIS

la alimentación

«No se puede pensar bien, amar bien ni dormir bien, si no se ha cenado bien».

Virginia Woolf

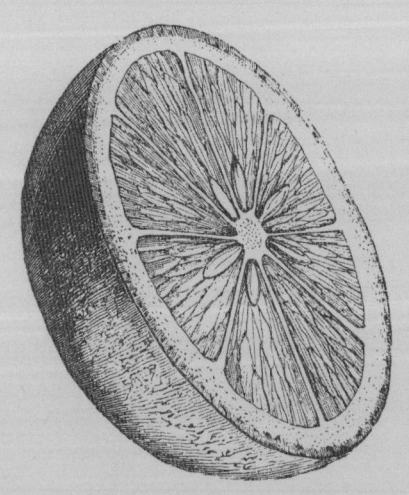

COMER BIEN PARA DORMIR BIEN

Años de investigación demuestran que la dieta va indisolublemente unida a la buena salud. A corto plazo, lo que comemos nos proporciona los nutrientes que necesitamos para realizar las tareas cotidianas.

Los hidratos de carbono son una fuente inmediata de energía, mientras que las grasas se ocupan de almacenarla.

Las proteínas estimulan el crecimiento y reparan los tejidos de todo el cuerpo.

Las vitaminas y los minerales son necesarios en mucha menor cantidad, y son fundamentales para la vida, porque participan en las muchas reacciones que se producen para que el cuerpo se mantenga en perfecto funcionamiento.

La relación entre alimentación y sueño no es directa y exacta, y nada de lo que comas será una cura milagrosa, pero si a ambos se unen la higiene del sueño y unas buenas técnicas de relajación, lo que decidas comer y cuándo hacerlo será una parte esencial de tu ritual del sueño.

Está demostrado que determinadas comidas y bebidas ayudan a inducir el sueño por los nutrientes que contienen, y que otras te pueden desvelar.

La ansiedad, la depresión y el estrés también pueden afectar de diversas formas al apetito y la ingesta de nutrientes, además de provocar que el cuerpo desee determinados alimentos, algunos de los cuales se han relacionado con el sueño. La insuficiencia de nutrientes se puede deber tanto a la falta de apetito como a comer en exceso.

Utiliza las conclusiones de tu diario y la información de los apartados que siguen para pensar qué puedes comer y cuándo comerlo para dormir lo mejor posible por la noche.

La comida basura no es un premio, sino un castigo.

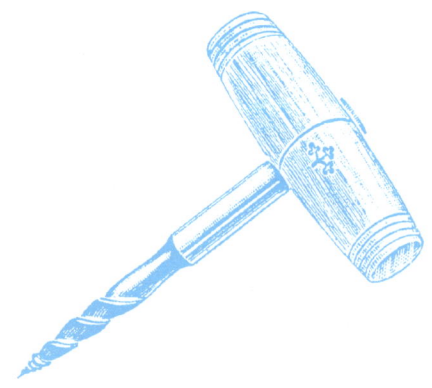

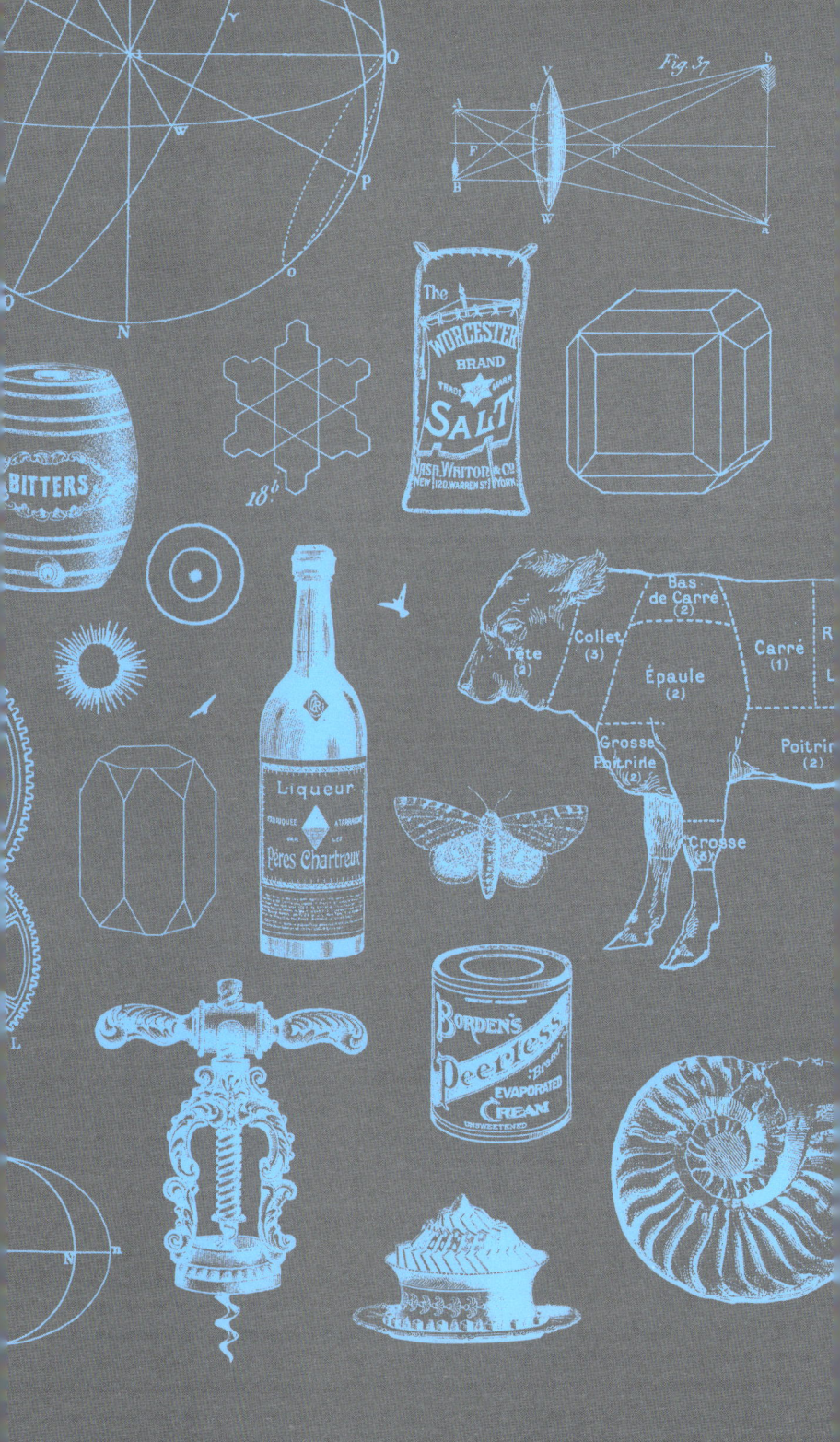

PRODUCTOS NOCIVOS

EL ALCOHOL

El alcohol es el tranquilizante que más se utiliza sin necesidad de receta, pero su efecto sobre el sueño es engañoso y una especie de espada de doble filo. Es verdad que un poco de alcohol te ayuda a relajarte, pero incluso en cantidades pequeñas puede provocar un sueño fragmentado, y se puede considerar enemigo encubierto del sueño.

Es posible que esa cabezadita aparentemente inocua empiece por ser relajante, pero puede tener importantes efectos de rebote, haciendo que te despiertes durante la noche debido a la deshidratación y la necesidad de ir al baño, y en algunos casos también puede producir acidez de estómago.

El alcohol puede alterar la fase restaurativa del ciclo del sueño, la fase REM, e interferir en el flujo del calcio hacia las neuronas, afectando así a la zona del cerebro que controla la función del sueño.

Si no quieres dejar por completo el alcohol, procura tomar lo menos posible antes de acostarte. Disfrútalo a media tarde, unas cuantas horas antes de irte a la cama, para asegurar que sus efectos sobre el sueño sean mínimos.

EL PICANTE

Si te propones dormir bien por la noche, ese curri que tanto te gusta puede malograr todos tus esfuerzos. La comida picante puede agravar la acidez en las personas propensas a la mala digestión. Por mucho que te gusten estos alimentos, debes ser realista cuando decidas lo que vas a comer, y si sueles padecer indigestión, es mejor que los evites.

LA CAFEÍNA

Evita la cafeína. Evidente, ¿no? Todos conocemos el efecto estimulante de la cafeína, de ahí que su consumo sea tan habitual por la mañana, para afrontar el día que tenemos por delante.

La cafeína es un estimulante que bloquea las sustancias químicas del cerebro que nos hacen dormir. No solo la hay en el café, sino también en el té, los refrescos y el chocolate. La cafeína puede permanecer en el cuerpo entre tres y cinco horas, pero en algunas personas sus efectos se pueden notar doce horas después de haberla tomado. Sin embargo, no todos reaccionamos a la cafeína del mismo modo, debido a un gen llamado *CYP1A2*, que controla la enzima que determina la rapidez con que la metabolizamos. Si tienes la suerte de tener la variante más rápida del gen, metabolizas la cafeína cuatro veces más deprisa que quienes tienen la variante lenta.

Seas sensible a la cafeína o no, merece la pena, en interés del sueño, evitarla entre seis y ocho horas antes de acostarte mientras pones en marcha tu ritual del sueño. En tus diarios del sueño podrás reflejar su efecto en tu patrón de sueño.

Deja la cafeína para la mañana, para arrancar con fuerza. Después de mediodía, pasa a bebidas calientes sin cafeína como el té Rooibos o, si quieres algo más energético, tómate un *ginger-ale* o una infusión de *ginseng*. Hierbas como la melisa, la valeriana y la camomila se utilizan desde hace mucho tiempo como sustitutas del té por sus efectos relajantes, y son recomendables para antes de acostarse.

LA TIRAMINA

Todos hemos oído ese cuento de las abuelas de que tomar queso antes de acostarse provoca pesadillas. Lo que ocurre con los cuentos de la abuela es que algo tienen de verdad. Los estudios demuestran que este en concreto puede tener algo de cierto. El queso, y otros alimentos como el tocino, el jamón, la berenjena, el pimiento, el aguacate, los frutos secos, la salsa de soja y el vino tinto, contienen un aminoácido llamado tiramina. Es un desencadenante muy común en las personas que padecen migrañas, pero también puede inhibir el sueño porque provoca la liberación de una hormona llamada noradrenalina, que puede estimular al cerebro.

No es seguro que todos estos alimentos no te vayan a dejar dormir, pero si quieres investigar el efecto de la dieta en el

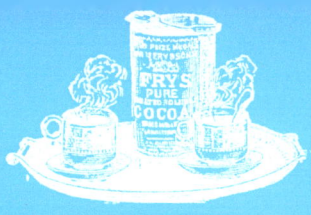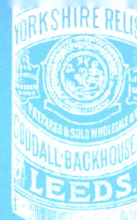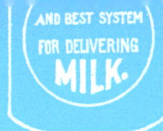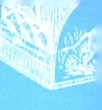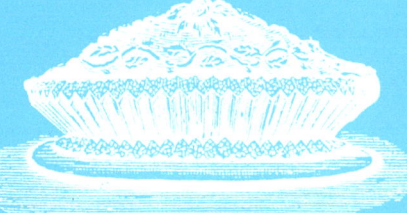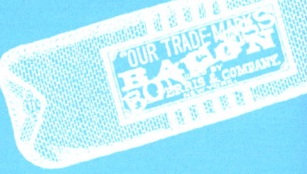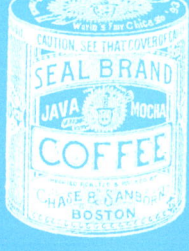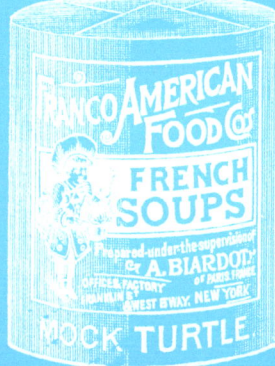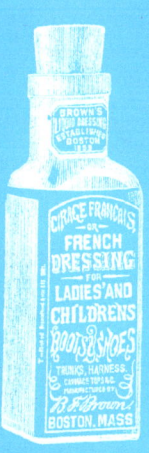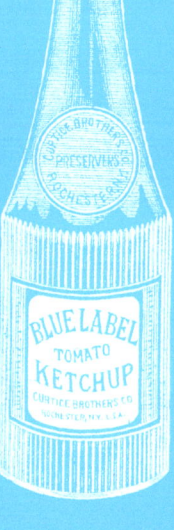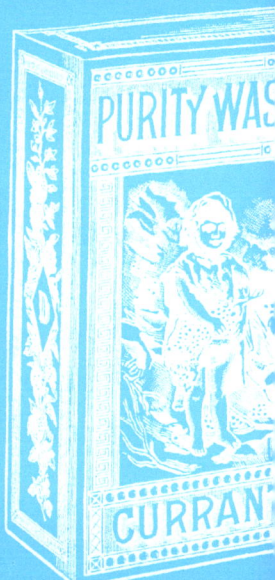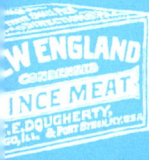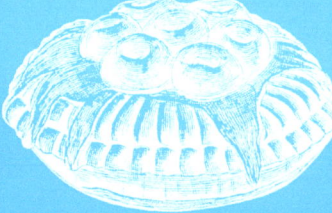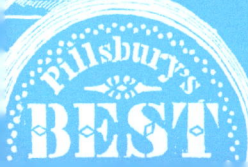

sueño, y si esos productos en particular tienen algún efecto evidente, puedes probarlos unos días, dejarlos y después tomarlos de nuevo. Deja solo uno a la vez, para poder establecer su posible efecto en el sueño.

EL AZÚCAR

Estudios sobre alimentación y nutrición demuestran que las personas adultas tomamos el doble de la cantidad de azúcar recomendada de seis cucharaditas al día. El azúcar blanco se conoce como azúcar «libre», y se encuentra en todos los edulcorantes (incluidos la miel, el ágave y los almíbares). Los que más aumentan el nivel de glucosa en la sangre son los refrescos y el azúcar de mesa (añadido a los alimentos y las bebidas), seguidos de las golosinas, la repostería y los postres.

Tomar mucho azúcar durante el día puede afectar a la calidad del sueño durante la noche e impedir que alcances el sueño profundo. Un estudio demostró que la ingesta elevada de azúcar reduce las horas de sueño y aumenta las veces que uno se despierta. El azúcar también reduce la actividad de las orexinas, dos hormonas neuropéptidas que estimulan las zonas del cerebro que producen

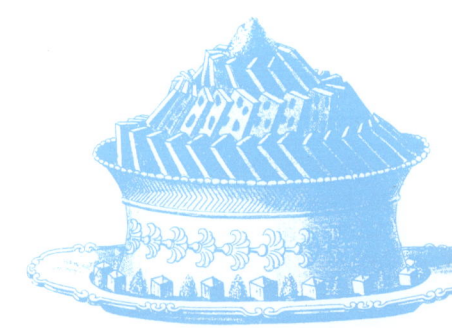

dopamina y norepinefrina, unas hormonas que nos mantienen despiertos y físicamente activos.

Investigadores de la Universidad de Cambridge han descubierto que las orexinas son sensibles a los niveles de glucosa en sangre, lo cual significa que cuando estos niveles son elevados, su actividad se reduce y te sientes adormilado. Los bajones de energía durante el día son parte natural de tu ritmo circadiano, pero compensarlos con demasiado azúcar puede inducir el sueño durante el día, y así afectar al de la noche

Es interesante que en el mismo estudio se observó que los aminoácidos (como base que son de las proteínas) no solo pueden estimular las orexinas sino también impedir que la glucosa inhiba su funcionamiento. Esto significa que la comida del mediodía o cualquier tentempié rico en proteínas pueden contribuir a evitar los bajones de media tarde, que suelen ser más acusados en quienes padecen falta de sueño.

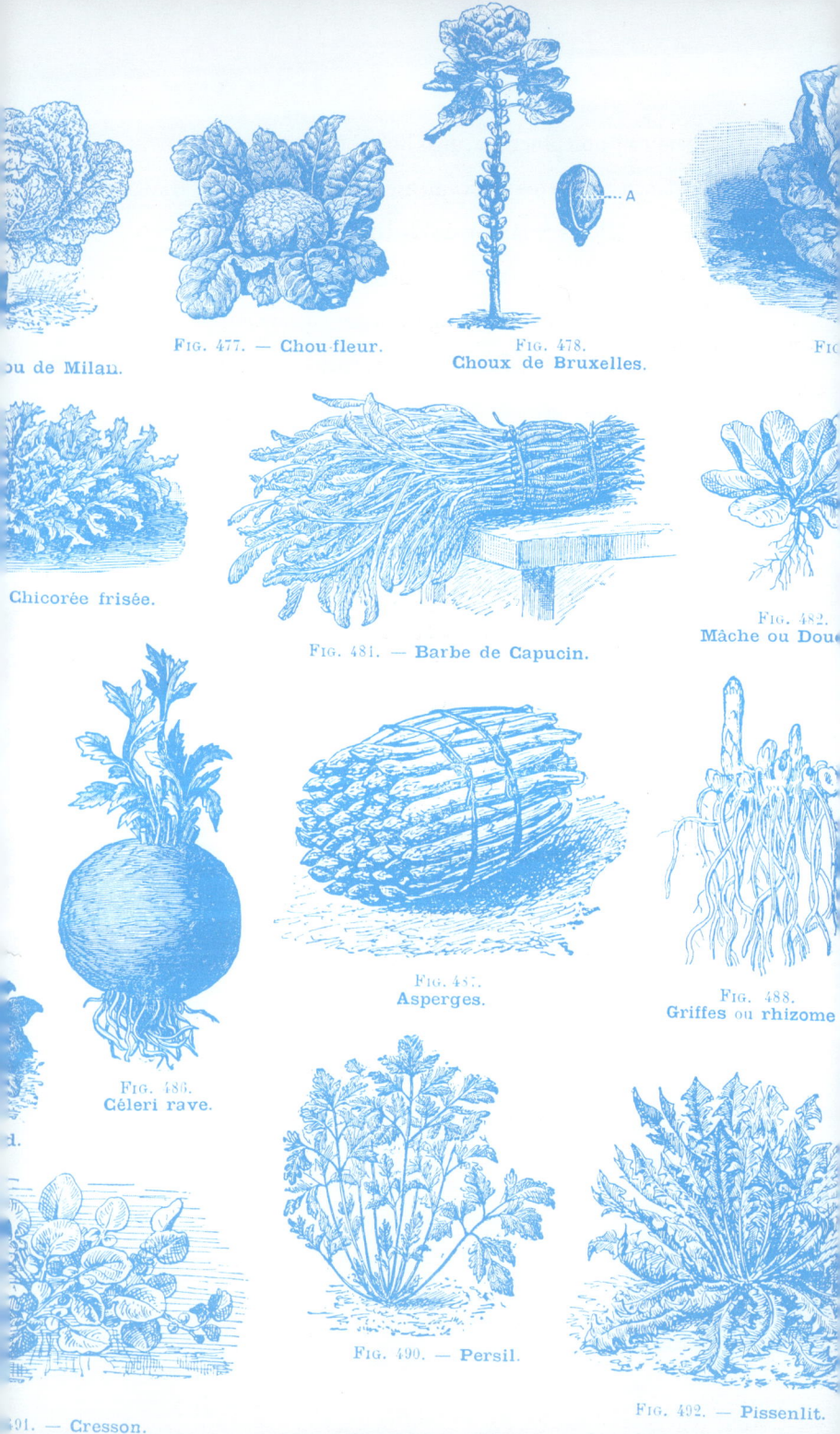

FIG. 477. — Chou-fleur. FIG. 478. Choux de Bruxelles. ou de Milan. Chicorée frisée. FIG. 481. — Barbe de Capucin. FIG. 482. Mâche ou Douc FIG. 487. Asperges. FIG. 488. Griffes ou rhizome FIG. 486. Céleri rave. FIG. 490. — Persil. FIG. 492. — Pissenlit. 91. — Cresson.

PRODUCTOS SANOS

EL TRIPTÓFANO

Semillas (de girasol, calabaza, cáñamo, chía), frutos secos (anacardos, almendras, avellanas), soja (habas de soja, leche de soja, tofu), carne de ave (pavo, pollo), pescado graso (salmón, atún, trucha), avena, alubias, lentejas y huevos.

El triptófano es un aminoácido fundamental que hemos de obtener de lo que comemos porque el cuerpo no lo puede producir. Es necesario para que el cerebro fabrique melatonina, la hormona que te adormila y prepara para dormir. Es un aminoácido que tiene mucha capacidad para traspasar la barrera hematoencefálica, pero el consumo de alimentos ricos en hidratos de carbono, como la pasta, el arroz y las patatas, puede aumentar su absorción. Estos alimentos aumentan la hormona insulina, que ayuda de diversas formas a absorber el triptófano, por ejemplo reduciendo los niveles de otros aminoácidos que compiten con él por llegar al cerebro. Cuando planifiques tu dieta, la mejor opción para la cena es una mezcla de alimentos ricos en triptófano acompañados de hidratos de carbono.

LA VITAMINA B$_6$

Legumbres (garbanzos, lentejas), hígado, pescado graso (salmón, atún, trucha), carne roja (ternera, cordero, cerdo), carne de ave (pavo, pollo), plátano y soja (habas de soja, leche de soja, tofu).

Una de las funciones de la vitamina B$_6$ en el cuerpo es producir melatonina, la hormona que controla el ciclo de sueño y vigilia. En general, la mayoría de las personas tomamos suficiente vitamina B$_6$ porque la hay en muchos alimentos, pero también se agota fácilmente como consecuencia del estrés o la ingesta excesiva de alcohol. Cuando planifiques tu dieta, asegúrate de incluir muchos alimentos ricos en vitamina B$_6$ para mantener altos sus niveles.

EL MAGNESIO

Verduras de hoja verde oscuro (*kale*, col, espinacas), semillas (de girasol, calabaza, cáñamo, chía), alubias y otras legumbres (alubias pintas, garbanzos, habas de soja), pescado graso (salmón, atún, trucha), cereales integrales y pseudocereales (quinoa, arroz integral, bulgur, pasta y pan de trigo integral), frutos secos (anacardos, nueces de Brasil, nueces) y aguacate.

Es uno de los minerales que más abundan en el cuerpo y cumple muchas funciones, entre ellas la de asegurar el buen funcionamiento de los huesos, el cerebro, el corazón y los músculos. El magnesio activa el sistema nervioso parasimpático, responsable de la relajación. Este mineral se une al ácido gamma-aminobutírico (GABA), responsable de aquietar los nervios, con lo que puede ayudar a prepararnos para dormir. Además, el magnesio regula la melatonina, que rige los ciclos de sueño y vigilia del cuerpo. Incluye en tu dieta una buena cantidad de los alimentos ricos en magnesio señalados.

EL CALCIO

Productos lácteos (leche, yogur, queso), tofu, leches enriquecidas, incluidas las de soja y las de frutos secos, verduras de hoja verde oscuro (*kale*, col silvestre, espinacas), legumbres (alubias pintas, garbanzos, habas de soja), frutos secos, especias secas, conservas de pescado (salmón, sardina, anchoas), calabaza (calabaza moscada, calabaza bellota), calabacín y marisco (cangrejo, langosta, gambas, langostinos, camarones).

El calcio es un mineral necesario para convertir el triptófano en melatonina, y un estudio publicado en la revista *European Neurology* concluía que las perturbaciones del sueño, en especial durante la fase REM, pueden estar relacionadas con los niveles de calcio. Procura incluir en tu dieta una buena cantidad de calcio de los alimentos señalados.

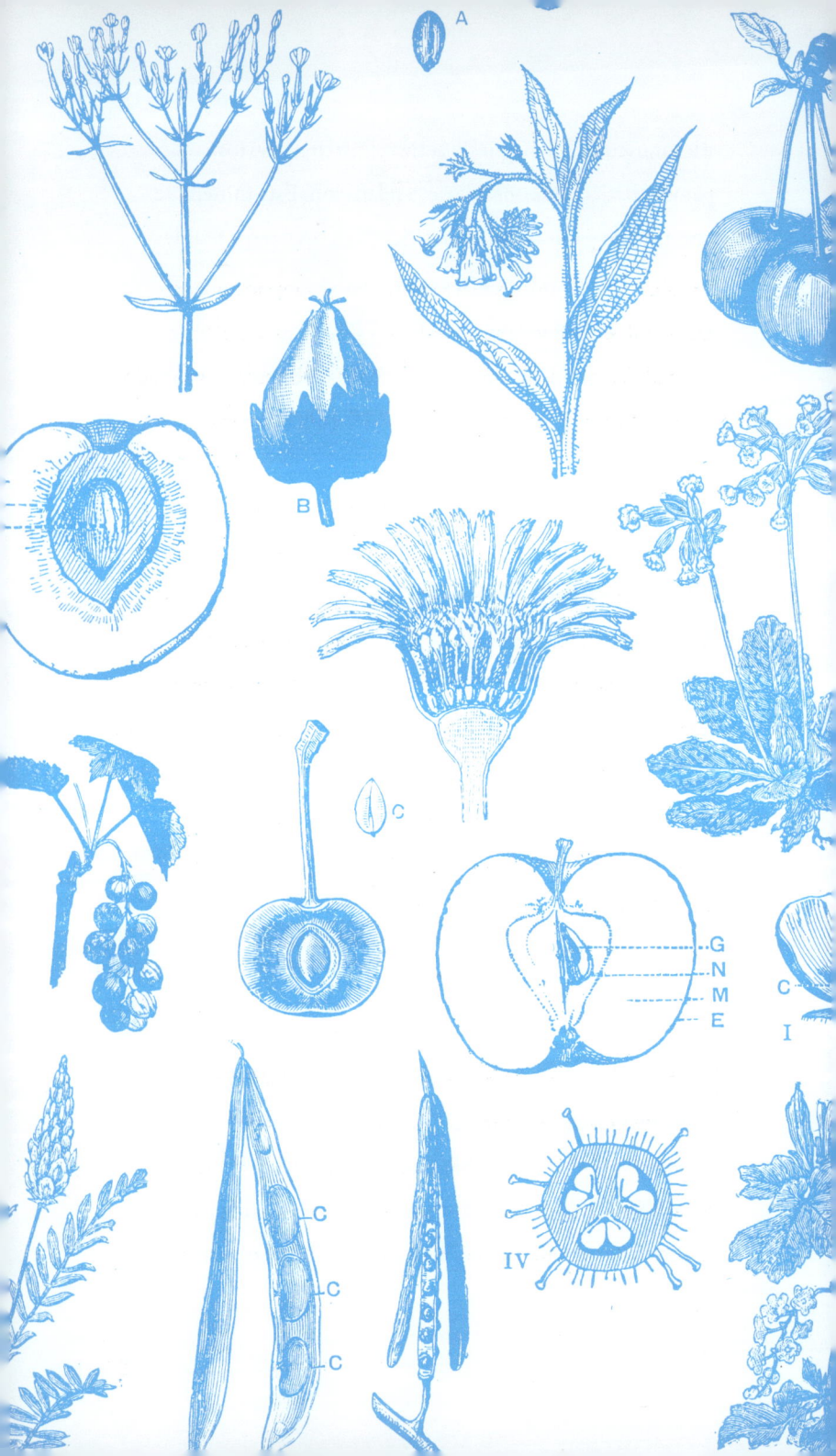

LOS ENEMIGOS DEL SUEÑO

EL SOBREPESO

El sobrepeso no solo es malo para la salud sino que puede afectar al bienestar, la autoconfianza y, en consecuencia, a la calidad del sueño. La apnea del sueño es un trastorno asociado a menudo con el sobrepeso, que interfiere en los patrones de respiración e interrumpe el sueño.

Por otro lado, los estudios señalan que la falta de sueño puede ser un factor del aumento de peso. Dormir poco o mal provoca cansancio, un obstáculo para el ejercicio físico. Estar despierto mucho tiempo significa disponer de más horas para comer. La falta de sueño también altera el equilibrio de las hormonas que controlan el apetito y, por consiguiente, quienes padecen falta de sueño pueden tener más hambre que quienes duermen lo suficiente por la noche.

Si tienes sobrepeso y problemas para dormir, proponte adelgazar.

LA ACIDEZ Y LA INDIGESTIÓN

Muchas personas se quejan de indigestión, y para algunas es un problema que deben afrontar todos los días. Suele ser consecuencia de la inflamación del estómago debido a un exceso de ácidos, y puede interrumpir fácilmente el sueño o impedir conciliarlo. Una de las maneras más sencillas de resolver el problema de la indigestión es reducir las comidas a lo largo del día; para que te ayude a dormir, procura comer entre dos y tres horas antes de acostarte. Los cítricos, el café y el té producen muchos ácidos, por lo que es mejor evitarlos.

Seguir una dieta baja en grasas y optar por comidas debidamente equilibradas de productos ricos en almidón, proteínas (que estimulan la vesícula biliar para que produzca más bilis y ayude a digerir) y verduras son medidas que constituyen un buen punto de partida. Muchos alimentos de alto contenido en grasas pueden causar problemas, porque cuesta mucho tiempo digerirlos. Una buena solución es incluir pescado graso en la dieta, porque sus ácidos grasos omega-3 pueden ayudar a reducir la inflamación y propiciar una mejor digestión.

Para una buena digestión, cuando comas no tengas prisa y mastica debidamente todos los alimentos, para estimular las enzimas que ayudan a digerir bien. También conviene que te abstengas de las bebidas gaseosas, la menta y el chocolate, porque pueden relajar la pared intestinal y fomentar el reflujo. Las verduras crudas también son indigestas, así que evítalas y sustitúyelas por las cocidas, porque son más fáciles de digerir.

LA INGESTIÓN DE LÍQUIDOS

Beber demasiado antes de acostarte te puede obligar a levantarte para ir al baño, por lo que conviene que un par de horas antes de ir a la cama limites la ingesta de líquidos.

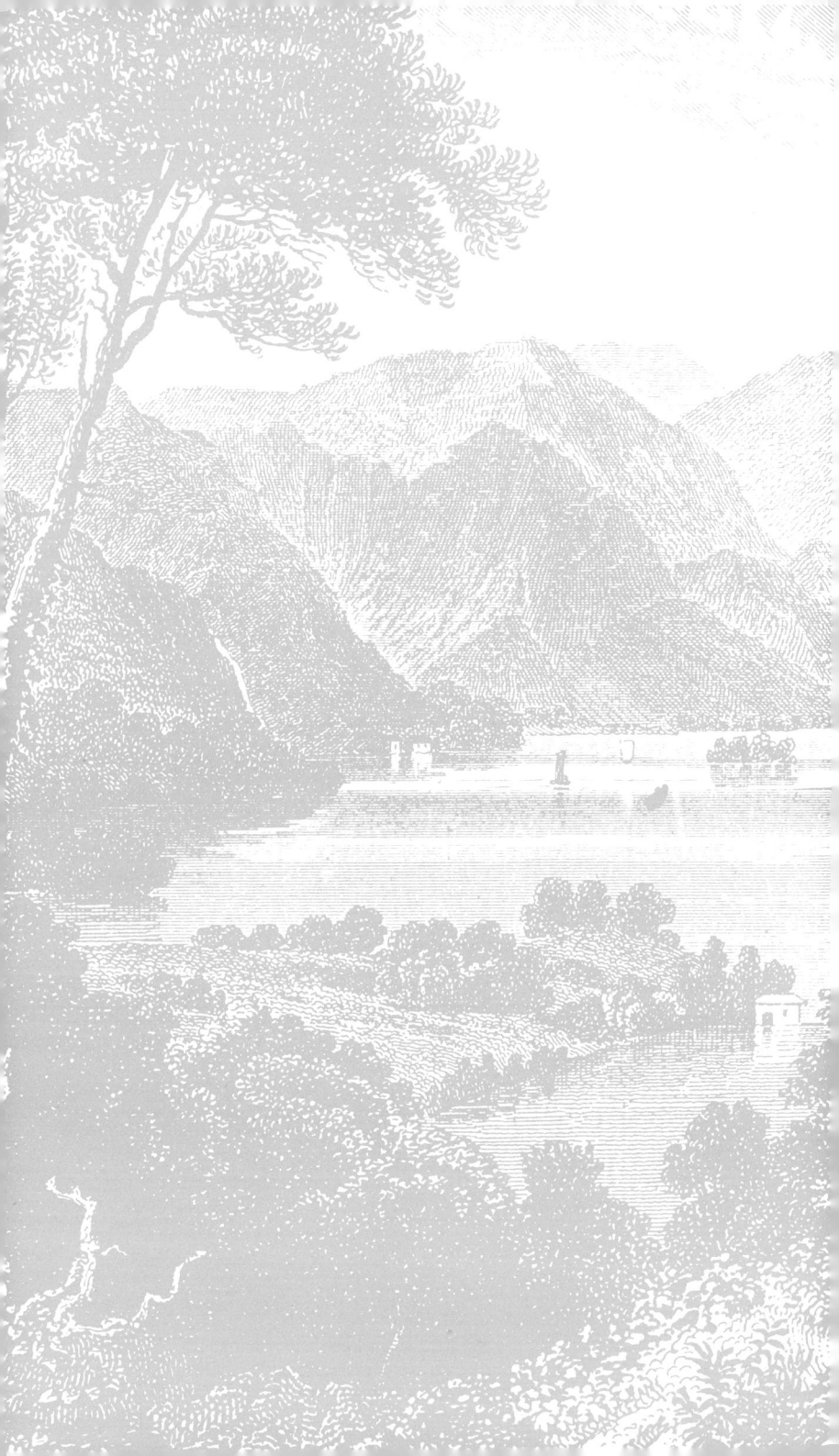

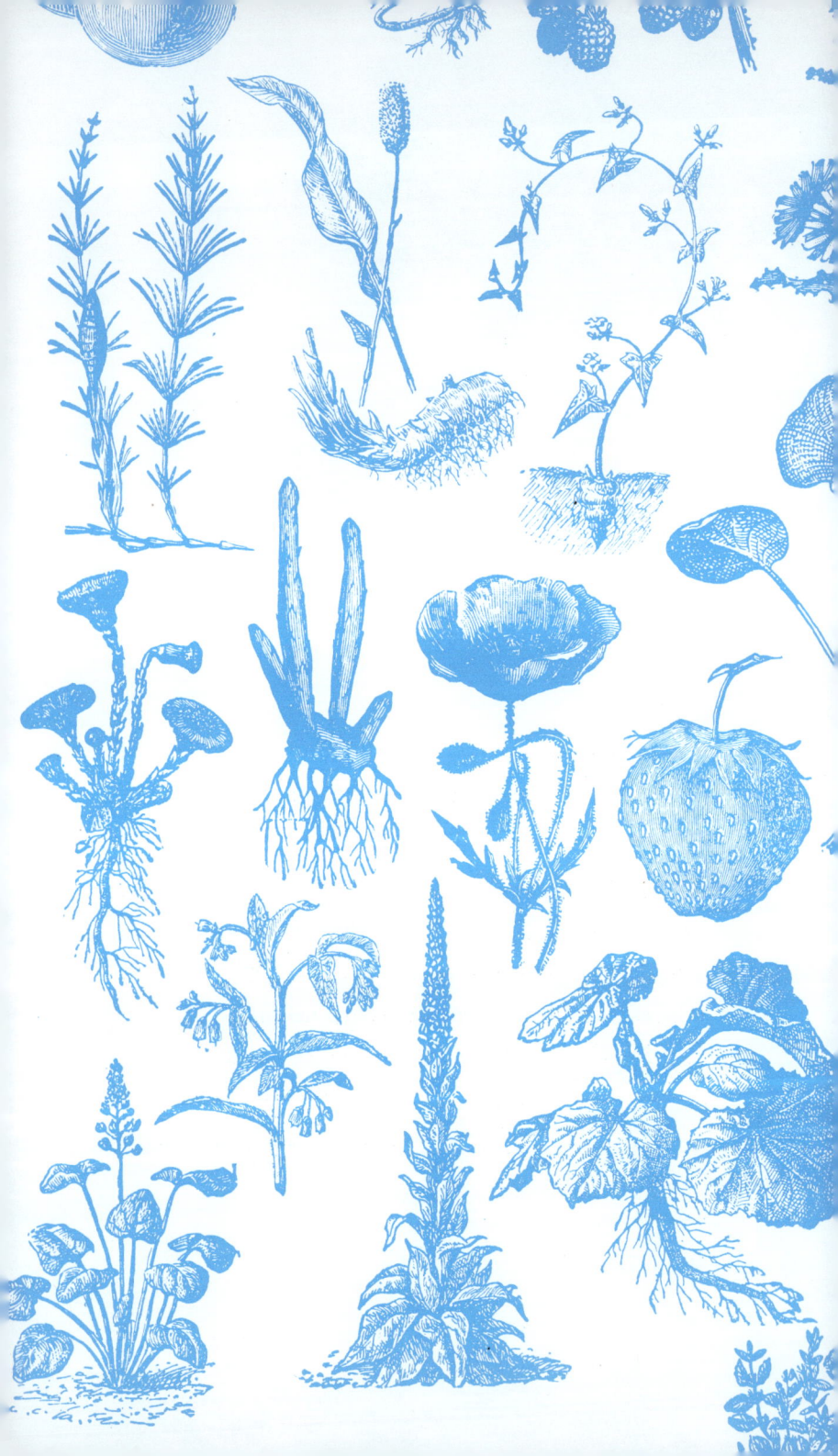

HIERBAS Y SUPLEMENTOS

Los suplementos son útiles para paliar cualquier deficiencia de la dieta que pueda afectar a tu capacidad de dormir, y en algunos casos determinadas hierbas y micronutrientes (vitaminas y minerales) te pueden ayudar a conciliar el sueño.

Si lo que buscas es algo natural que sustituya a las pastillas, piénsalo bien. Créeme, he probado la mayor parte de los suplementos que prometen un buen sueño por la noche, y sigo esperando que así sea. Soy decididamente partidario de los suplementos, aunque mi primer referente de nutrición siempre serán los alimentos. Sin embargo, los suplementos, si se usan bien, pueden tener un efecto beneficioso, y son especialmente útiles si lo que comes carece de algún nutriente. Si piensas en tomar algún suplemento, pruébalo unos meses y luego déjalo durante un mes para determinar si su efecto es positivo.

EL MAGNESIO

El magnesio interviene en la regulación de la melatonina, y un estudio publicado en el *Journal of Review of Medical Sciences* demostraba que tomar un suplemento de magnesio ayudaba a mejorar los niveles de melatonina, el tiempo de sueño y su eficiencia (menos despertares durante la noche).

Los suplementos de magnesio se suelen utilizar para mejorar el sueño, aliviar el dolor muscular y equilibrar el estado de ánimo, en especial en las mujeres con síndrome premenstrual y durante la menopausia.

El Estudio Nacional sobre Dieta y Nutrición realizado en el Reino Unido destacaba una ingestión insuficiente de magnesio en el 13 % de los adultos, con especial incidencia en las adolescentes, un 50 % de los cuales no obtenían de la dieta suficiente cantidad de este mineral. Además, el estudio demuestra que solo conseguimos absorber en torno al 50 % del magnesio que contienen los alimentos que tomamos. El estrés también afecta a las necesidades de magnesio del cuerpo, y está demostrado que sus bajos niveles perturban el sueño y provocan cansancio y fatiga.

Prueba con un suplemento de magnesio (375 mg) antes de acostarte. El magnesio se absorbe además a través de la piel, así que un baño con sales de magnesio también puede ayudar.

EL 5-HTP

El 5-hidroxitriptófano (5-HTP), también conocido como oxitriptán, es un peculiar aminoácido que en su forma natural se encuentra en la *Griffonia simplicifolia*, una planta medicinal que crece en África occidental. Como se señaló anteriormente, el triptófano interviene en la producción de melatonina, una sustancia química que ayuda a regular el sueño.

Parece que el 5-HTP mejora la estructura del sueño prolongando la fase REM, de modo que, en teoría, te ayuda a despertarte más fresco y relajado. Los estudios demuestran que este aminoácido puede ser especialmente útil para las perturbaciones del sueño relacionadas con la fibromialgia (que se caracteriza por el dolor de músculos y huesos y una debilidad general) porque puede ayudar a reducir la percepción del dolor.

Como en todos los suplementos, hay que esperar cierto tiempo para notar cualquier posible efecto del 5-HTP. Empieza con 100 mg todas las noches, hasta llegar a un máximo de 300 mg y, al cabo de tres meses, considera su efecto.

LA VALERIANA

Este tradicional remedio herbal se asocia con el tratamiento del estrés, pero también puede ayudar a dormir bien. El efecto sedante de la valeriana se debe a la inhibición de las enzimas que rompen una sustancia química del cerebro llamada «GABA», el ácido gamma-aminobutírico. Cuando los niveles de GABA suben, se reduce la sobreestimulación que puede provocar pensamientos inducidos por la ansiedad y que te impiden dormir. También está demostrado que la valeriana es particularmente útil para las mujeres durante la menopausia.

Se puede disponer de valeriana en cápsulas, tinturas e infusiones. Si usas tinturas o infusiones, ten en cuenta que la valeriana despide un olor acre al que cuesta un poco acostumbrarse.

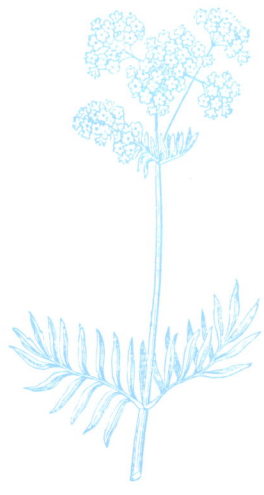

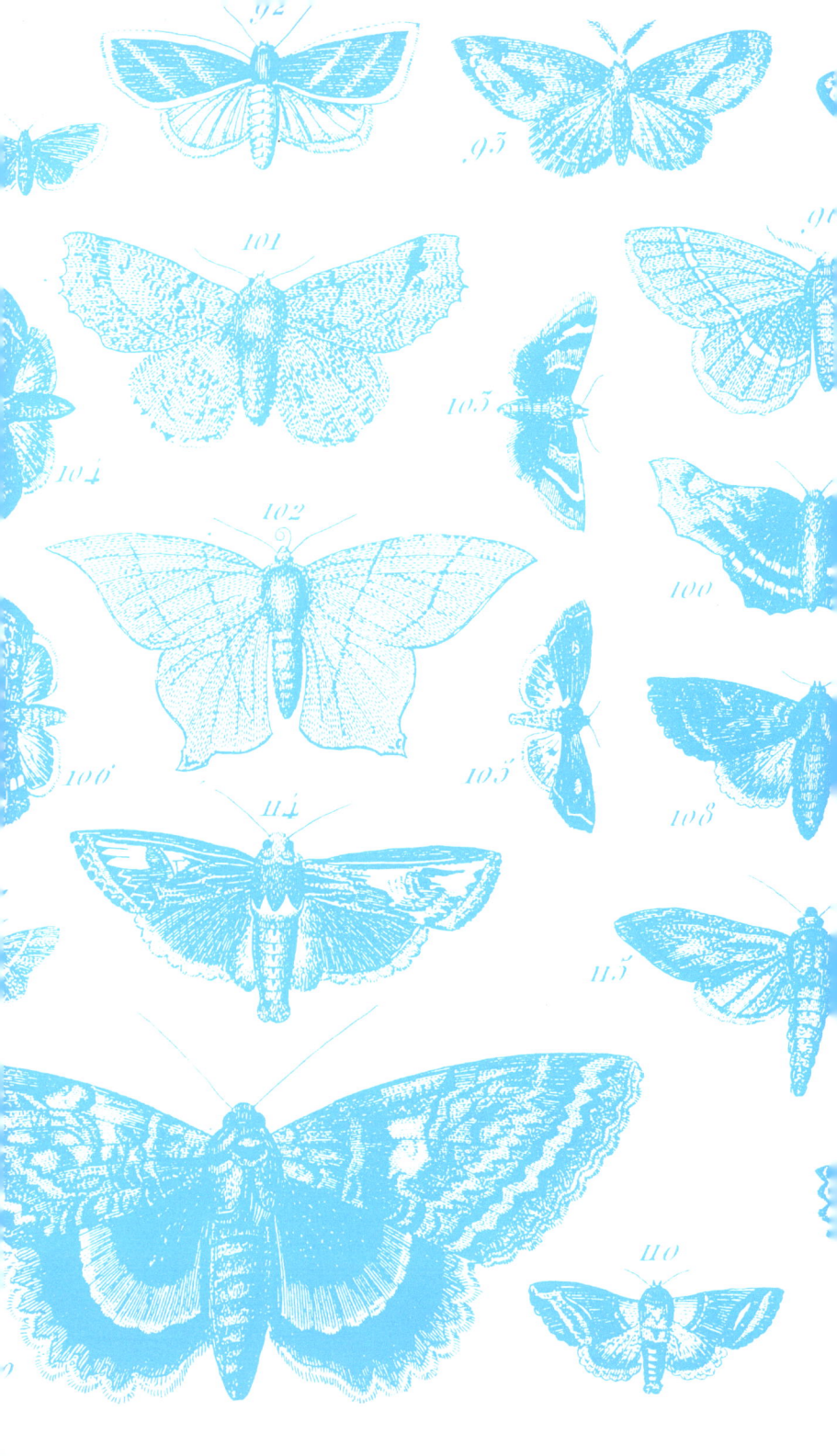

TODO ESTÁ EN PLANIFICAR

Procura comer tres veces al día. Cuando planifiques lo que vayas a comer, ten en cuenta los alimentos señalados anteriormente, tanto los perjudiciales como los beneficiosos.

Piensa también en bebidas como el alcohol o el café, que tal vez hayas señalado en tu diario del sueño.

Asegúrate de que dispones de recursos sanos para poder picar si te has saltado alguna comida o has de esperar excesivo tiempo entre una y otra. Ambas circunstancias merman la oportunidad de que obtengas nutrientes esenciales de la dieta y te pueden dejar sin fuerza suficiente para todo lo que tengas que hacer durante el día. Pero recuerda que si tomas tres comidas nutritivas cada día no es necesario ningún aperitivo, a menos que tu ritmo de vida lo haga indispensable. Esos tentempiés poco saludables, en especial los que contienen mucho azúcar, pueden contribuir al aumento de peso y desequilibrar los niveles de glucosa en sangre, con la consiguiente repercusión en los de energía.

Al planificar la dieta, piensa también cuándo vas a tomar la última comida del día (que conviene que contenga muchos nutrientes que propicien el sueño) para que duermas bien por la noche. Por ejemplo, puedes cenar pronto o, si tienes trabajo hasta muy tarde, cenar menos. Recuerda, además, los alimentos que pueden provocar indigestión y tenlos en cuenta cuando decidas lo que vayas a comer antes de acostarte.

Planificar la dieta con antelación es una buena forma de garantizar que dispongas de todo lo necesario para elaborar comidas que favorezcan el sueño; procura ceñirte cuanto puedas al plan, pero si surgen los inevitables imprevistos no te exijas más de lo razonable.

Estos son algunos ejemplos de cómo incorporar a tu dieta alimentos que favorecen el sueño.

DESAYUNO

- **Yogur con nueces, semillas y fruta deshidratada** *(rico en calcio, magnesio y vitamina B_6)*.
- **Revuelto de huevos y espinacas** *(rico en magnesio, vitamina B_6 y triptófano)*.
- **Batido de frutas con leche de soja, frutas del bosque y avena** *(rico en triptófano, magnesio, calcio y vitamina B_6)*.
- **Tostadas de pan de centeno untadas con aguacate** *(rico en magnesio, vitamina B_6 y triptófano)*.

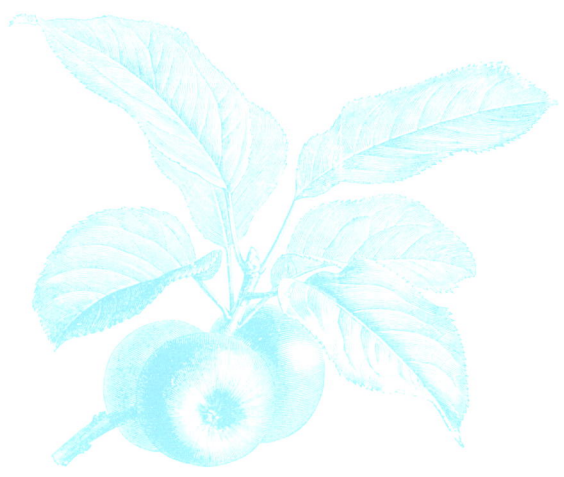

ALMUERZO

- **Ensalada griega con pan de pita integral** *(rico en calcio, triptófano, vitamina B_6 e hidratos de carbono)*.
- **Rollito de pollo y ensalada** *(rico en vitamina B_6, triptófano e hidratos de carbono)*.
- **Ensalada de legumbres o cereales integrales con proteínas, por ejemplo pollo, atún en conserva, queso *halloumi* y tofu a la plancha** *(rico en triptófano, vitamina B_6, calcio e hidratos de carbono)*.
- **Verduras asadas, por ejemplo batata o pimiento con o sin queso feta o de cabra** *(rico en calcio, triptófano, vitamina B_6 y calcio)*.

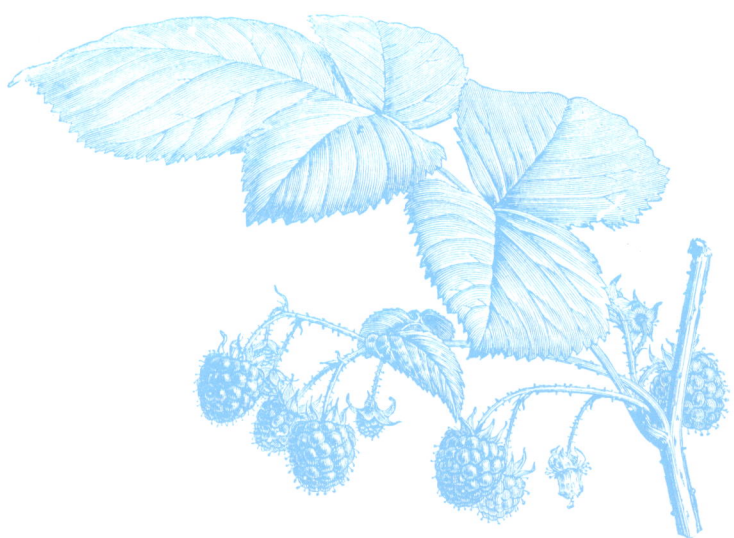

CENA

- **Tofu salteado con fideos de trigo sarraceno, quinoa o arroz integral** *(rico en magnesio, calcio, vitamina B_6, triptófano e hidratos de carbono)*.
- **Espaguetis integrales con salsa boloñesa** *(rico en vitamina B_6, triptófano e hidratos de carbono)*.
- **Pollo asado con patatas con piel y verduras hervidas** *(rico en magnesio, vitamina B_6, triptófano e hidratos de carbono)*.

APERITIVOS

- **Anacardos** *(ricos en magnesio y vitamina B_6)*.
- **Yogur blanco con frutas del bosque** *(rico en calcio, vitamina B_6 y triptófano)*.
- **Biscotes de centeno con lonchas finas de pavo** *(rico en vitamina B_6, triptófano y magnesio)*.
- **Queso y tortas de avena** *(rico en vitamina B_6, calcio, triptófano e hidratos de carbono)*.

TÓNICOS PARA DORMIR

CREMA DE ANACARDOS CON CACAO CRUDO

Para dos personas

Esta crema de anacardo y cacao casera tiene mucho magnesio, ayuda a relajar los músculos y facilita la producción de melatonina en el cerebro.

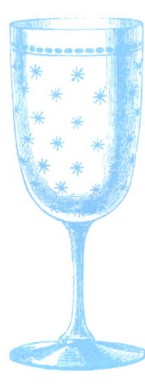

150 g de anacardos
800 ml de agua
3 cucharadas soperas de cacao en polvo
1 cucharada de miel (o jarabe de arce si eres vegano)
1 vaina de vainilla (con o sin semillas)
1 pellizco de sal marina

1. Poner los anacardos en remojo durante tres horas (o la noche anterior).
2. Escurrir los anacardos y ponerlos en la batidora con los 800 ml de agua.
3. Añadir el resto de los ingredientes y batir un minuto o hasta que la crema sea homogénea y sin grumos.
4. Servir la crema o dejarla en la nevera, en una botella de cristal, un máximo de tres días (es mejor tomarla bien fría).

TÉ *CHAI* CON LECHE DE ALMENDRAS

Para dos personas

Es una leche casera con mucho magnesio que ayuda a relajar los músculos y con muchos compuestos que contribuyen a reducir la inflamación, una de las causas de la falta prolongada de sueño.

500 ml de leche de almendra
½ cucharada de cúrcuma
¼ de cucharada de canela
¼ de cucharada de granos de cardamomo
2 cucharadas de miel
1 pellizco de sal marina

1. Calentar la leche sin que llegue a hervir.
2. Añadir los demás ingredientes y calentar a fuego medio.
3. Una vez caliente, servir en tazones pequeños.

TÉ DE TORONJIL, LAVANDA Y RIZOMA DE REGALIZ

Para dos personas

El toronjil y la lavanda son dos hierbas conocidas desde hace mucho tiempo por sus propiedades relajantes, que pueden propiciar el sopor previo al sueño. El regaliz tiene un sabor dulce anisado y puede contribuir a reducir la necesidad de añadir azúcar a las bebidas.

1 cucharada de toronjil
1 cucharada de hojas de menta
1 cucharadita de semillas de hinojo
1 cucharadita de pétalos de rosa secos
1 cucharadita de flores de lavanda
2 trozos de rizoma de regaliz deshidratado
Miel al gusto

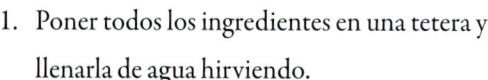

1. Poner todos los ingredientes en una tetera y llenarla de agua hirviendo.
2. Dejar reposar cinco minutos y después filtrarlo o verterlo por un colador de té.

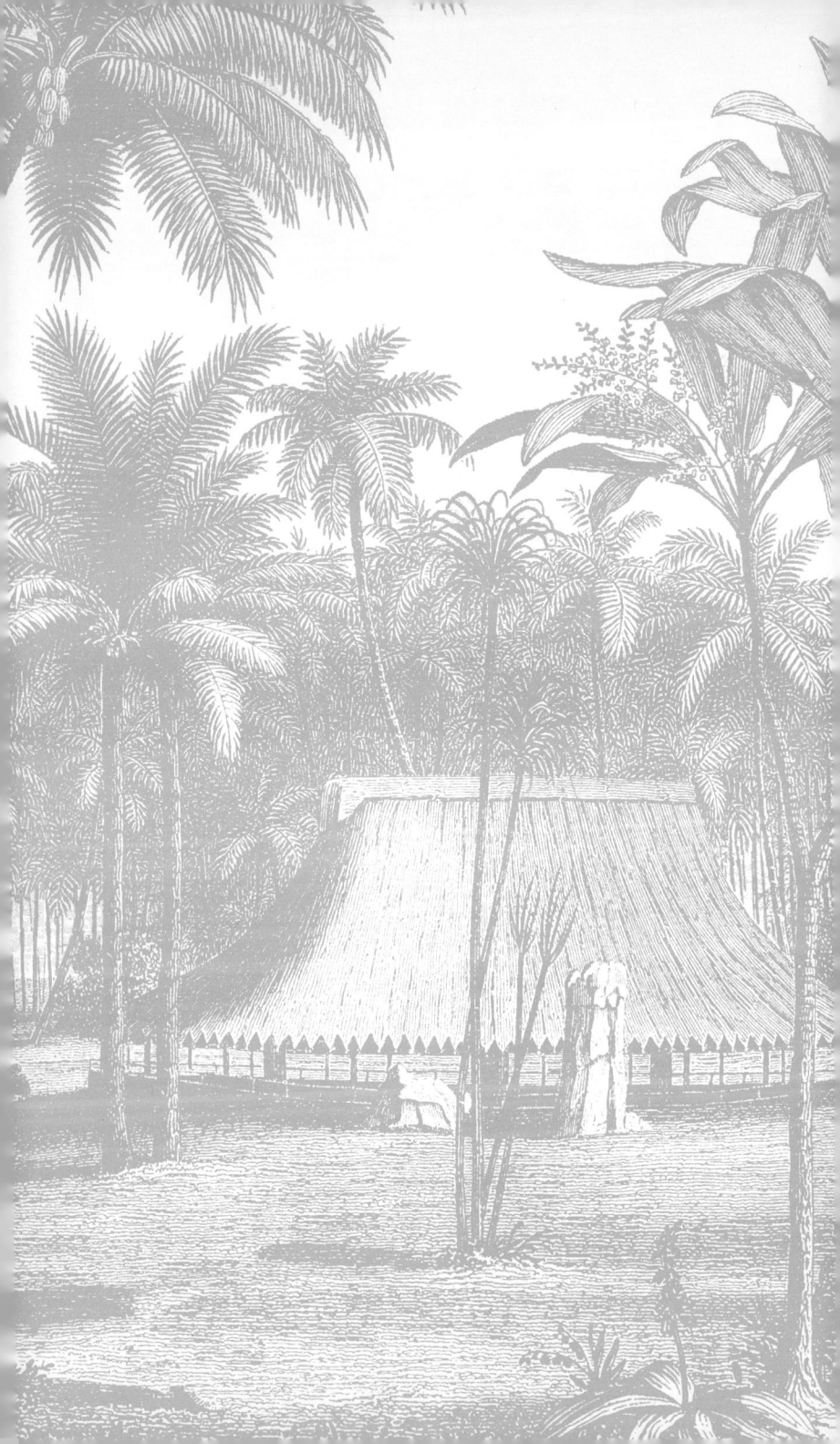

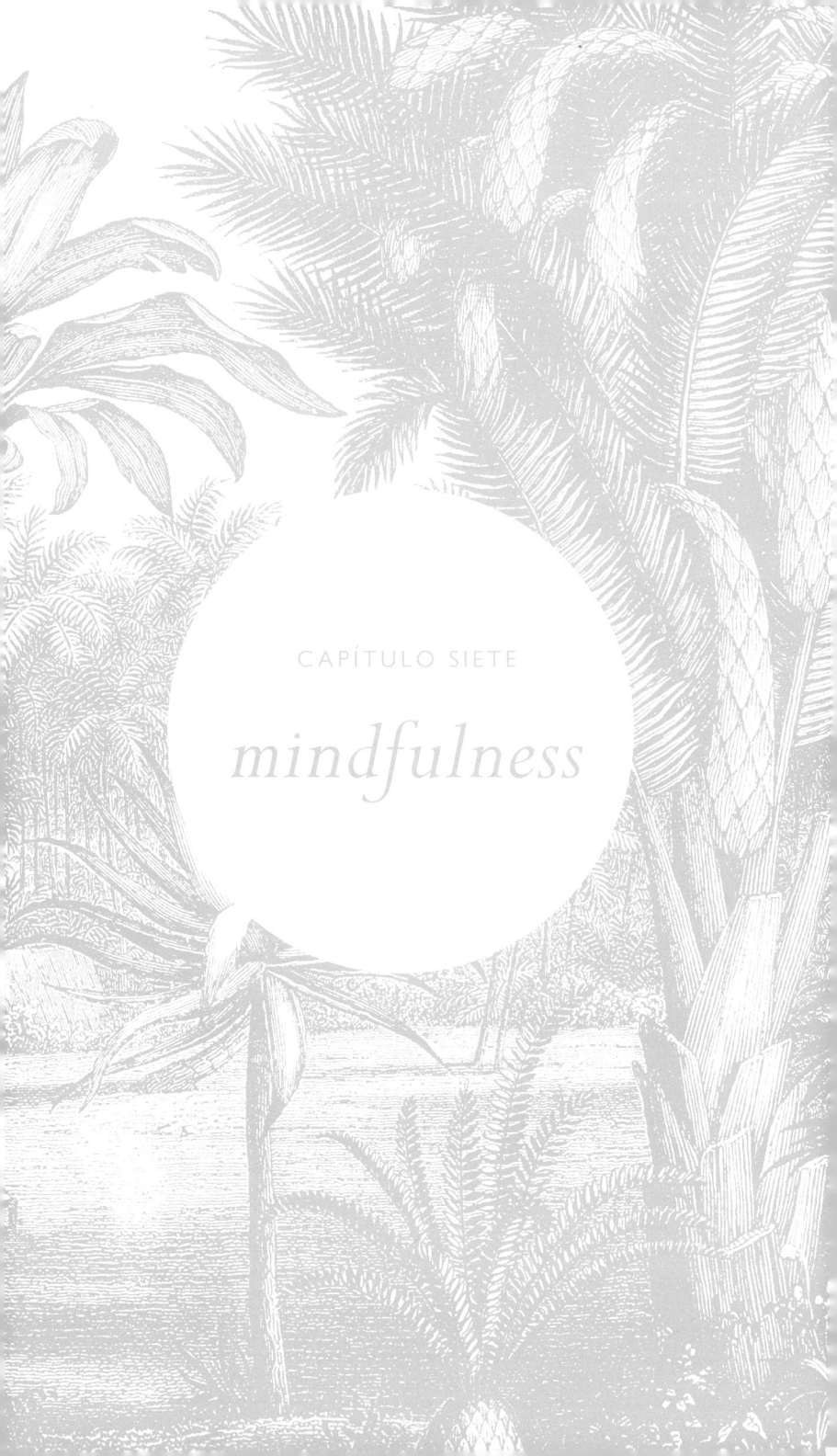

CAPÍTULO SIETE

mindfulness

«El sueño
es la mejor
meditación».

Dalái lama

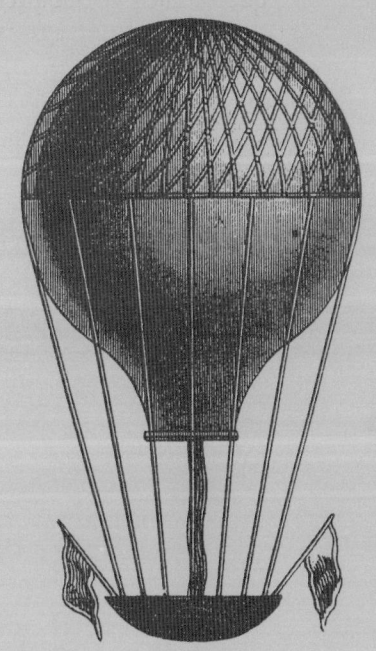

¿QUÉ TE QUITA EL SUEÑO?

Observa estos indicadores fundamentales para saber si el estrés es la raíz de tu falta de sueño.

NO PUEDES DESCONECTAR TU AJETREADA MENTE

No dejas de darle vueltas a tus preocupaciones y frustraciones, contemplándolas desde diversos ángulos. Es como si trazaran un bucle continuo que no puedes cortar y que interfiere en tu capacidad de quedarte dormido.

TIENES LOS MÚSCULOS EN TENSIÓN

Sientes tensión y dolores musculares, o dolores relacionados con el estrés, por ejemplo de cuello, hombros o cabeza, y te cuesta dormirte o seguir dormido. Para empeorar las cosas, dormir mal puede agravar el dolor de cabeza debido a la tensión, y aumentar la sensibilidad al dolor al día siguiente.

LOS PENSAMIENTOS TE ACELERAN EL CORAZÓN

El ritmo cardíaco aumenta y varía como consecuencia del aumento de los niveles de cortisol (una hormona del estrés), y del incremento de la tensión física y la excitación automática, todo lo cual afecta a tu capacidad de conciliar el sueño o de dormir bien.

Si crees que estás en alguno de estos casos, prueba diferentes técnicas de relajación para sosegar la mente y disminuir el estrés.

Ponte como objetivo la relajación en lugar del sueño.

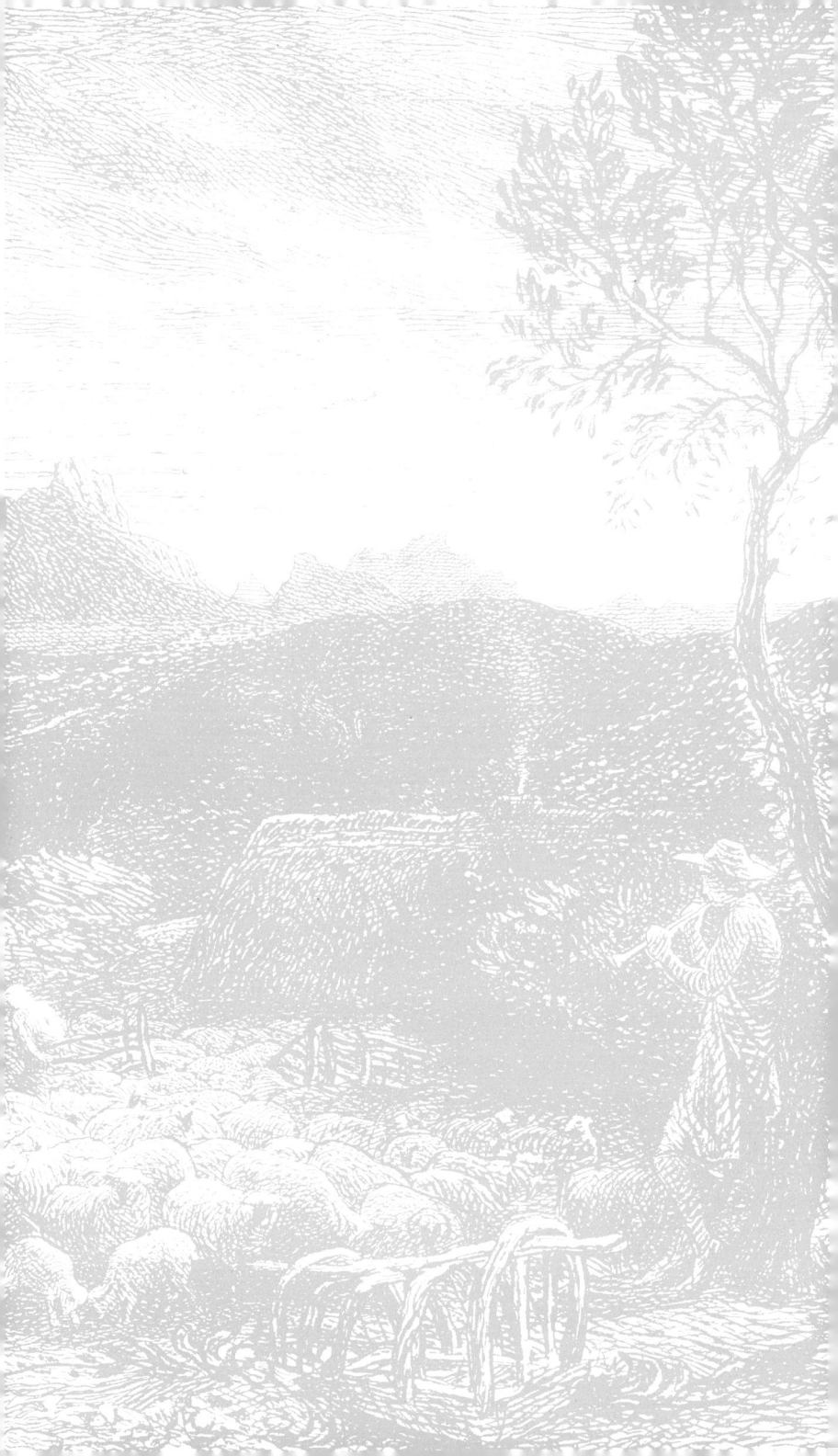

RELAJA TODOS LOS MÚSCULOS

Algunas técnicas pueden ayudar a conseguir la relajación física y mental reduciendo la tensión e interrumpiendo los procesos mentales que pueden perturbar el sueño.

Prueba esta técnica de relajación de veinte minutos a cualquier hora del día, pero sobre todo antes de acostarte, para poco a poco disminuir la tensión, músculo tras músculo.

Ponte cómodo, sentado o tumbado en un lugar tranquilo, con los brazos pegados al cuerpo y las palmas de las manos hacia abajo.

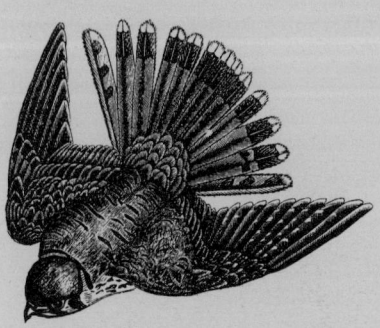

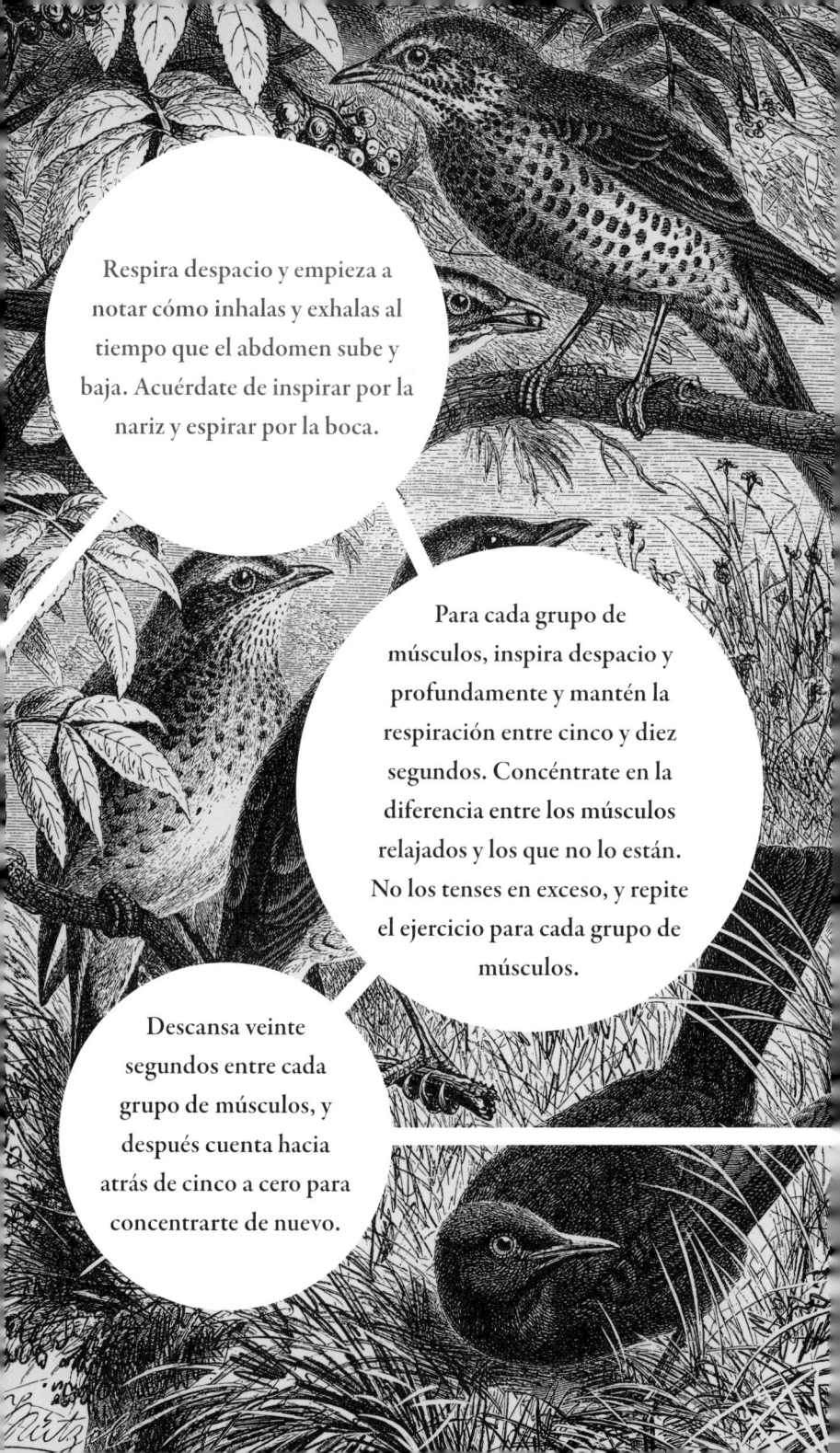

Respira despacio y empieza a notar cómo inhalas y exhalas al tiempo que el abdomen sube y baja. Acuérdate de inspirar por la nariz y espirar por la boca.

Para cada grupo de músculos, inspira despacio y profundamente y mantén la respiración entre cinco y diez segundos. Concéntrate en la diferencia entre los músculos relajados y los que no lo están. No los tenses en exceso, y repite el ejercicio para cada grupo de músculos.

Descansa veinte segundos entre cada grupo de músculos, y después cuenta hacia atrás de cinco a cero para concentrarte de nuevo.

Pie
Encoge los dedos del pie.

Pantorrilla y pie
Tensa el músculo de la pantorrilla tirando hacia ti de los dedos del pie.

Pierna
Aprieta los músculos del muslo y tira de los dedos del pie hacia ti. Repítelo en el otro lado del cuerpo.

Mano
Cierra el puño.

Brazo
Tensa el bícep llevando el antebrazo al hombro para «sacar bola», con el puño cerrado. Repítelo en el otro lado del cuerpo.

Nalgas
Júntalas y aprieta.

Estómago
Mete el estómago.

Pecho
Inspira profundamente y tensa el pecho.

Cuello y hombros
Levanta los hombros hasta tocar las orejas.

Boca
Abre bien la boca para estirar las articulaciones de las mandíbulas.

Ojos
Baja los párpados con fuerza y mantén los ojos cerrados.

Frente
Levanta las cejas todo lo que puedas.

ALIMENTA LOS SUEÑOS

Visualizar tu propio nirvana es un magnífico ejercicio que te puede ayudar a relajarte, aliviar el estrés y dormir. A diferencia de la meditación, la visualización es más activa, porque la respiración y la mente van en una determinada dirección para lograr el resultado deseado. Es una técnica que te ayuda a alejar la atención de pensamientos que te puedan provocar estrés y ansiedad, asociando para ello en la mente sensaciones de relajación con imágenes apacibles.

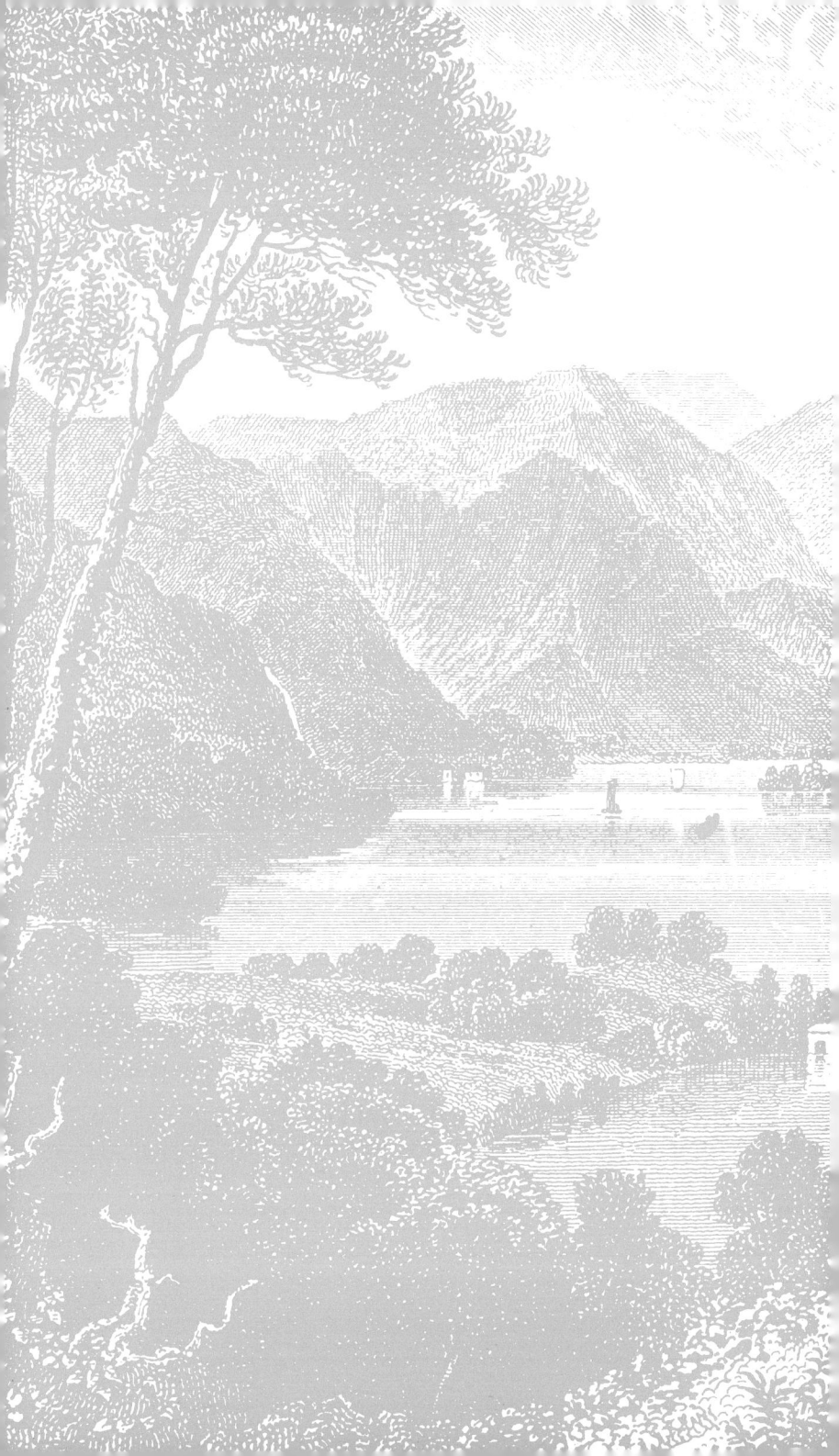

Para empezar, busca un lugar tranquilo donde te sientas cómodo y nada pueda distraerte. Respira profundamente varias veces y después cierra los ojos. Visualízate en un paraje donde todo es ideal e imagina que te sientes tranquilo y relajado, feliz y sin necesidad de ayuda. Concéntrate en cada elemento sensorial del paisaje para crear una imagen vívida y explóralos detenidamente hasta que te sientas relajado. Conserva esta imagen y antes de abrir los ojos, asegúrate de que puedes volver a ese lugar cuando necesites relajarte.

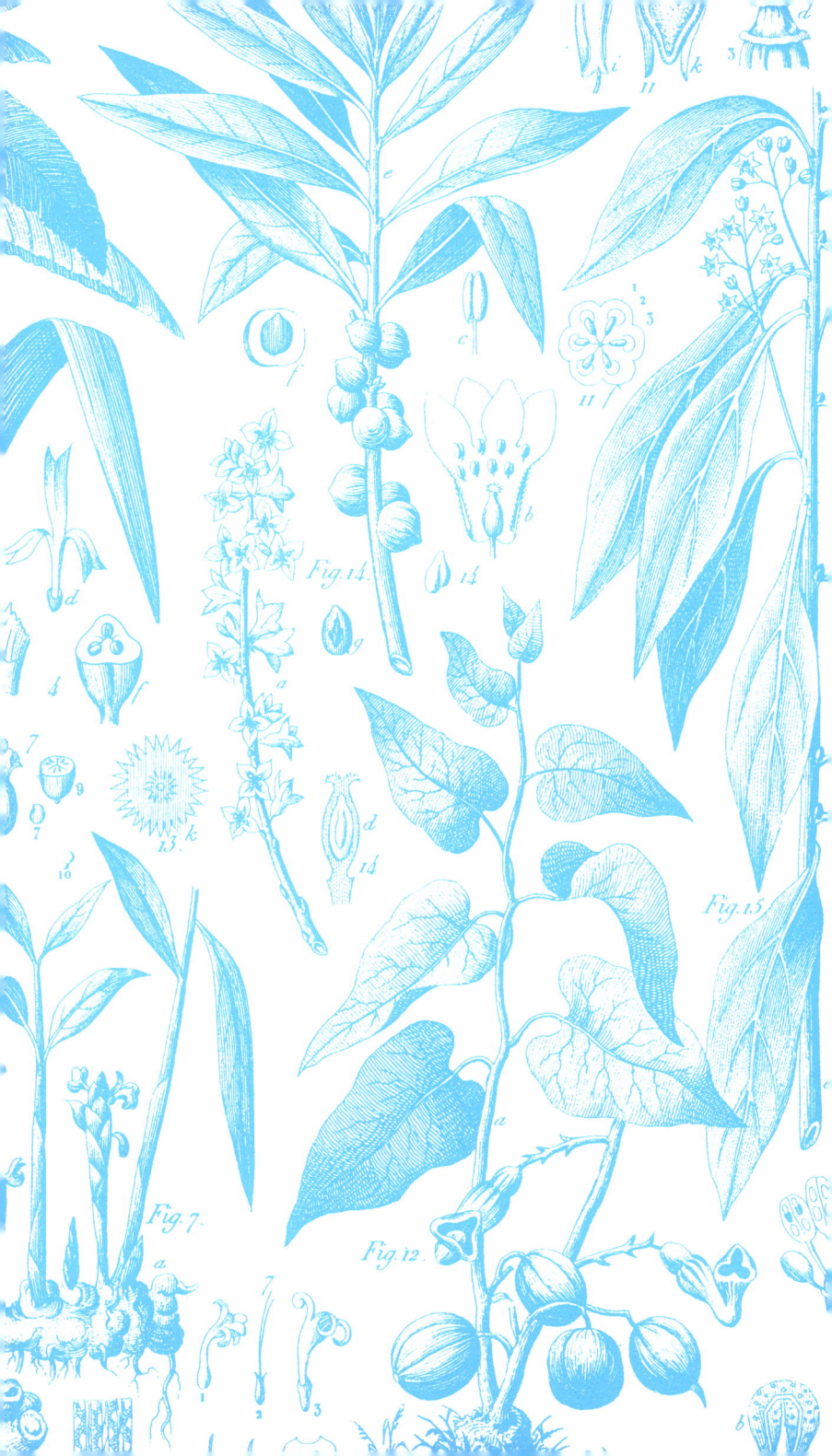

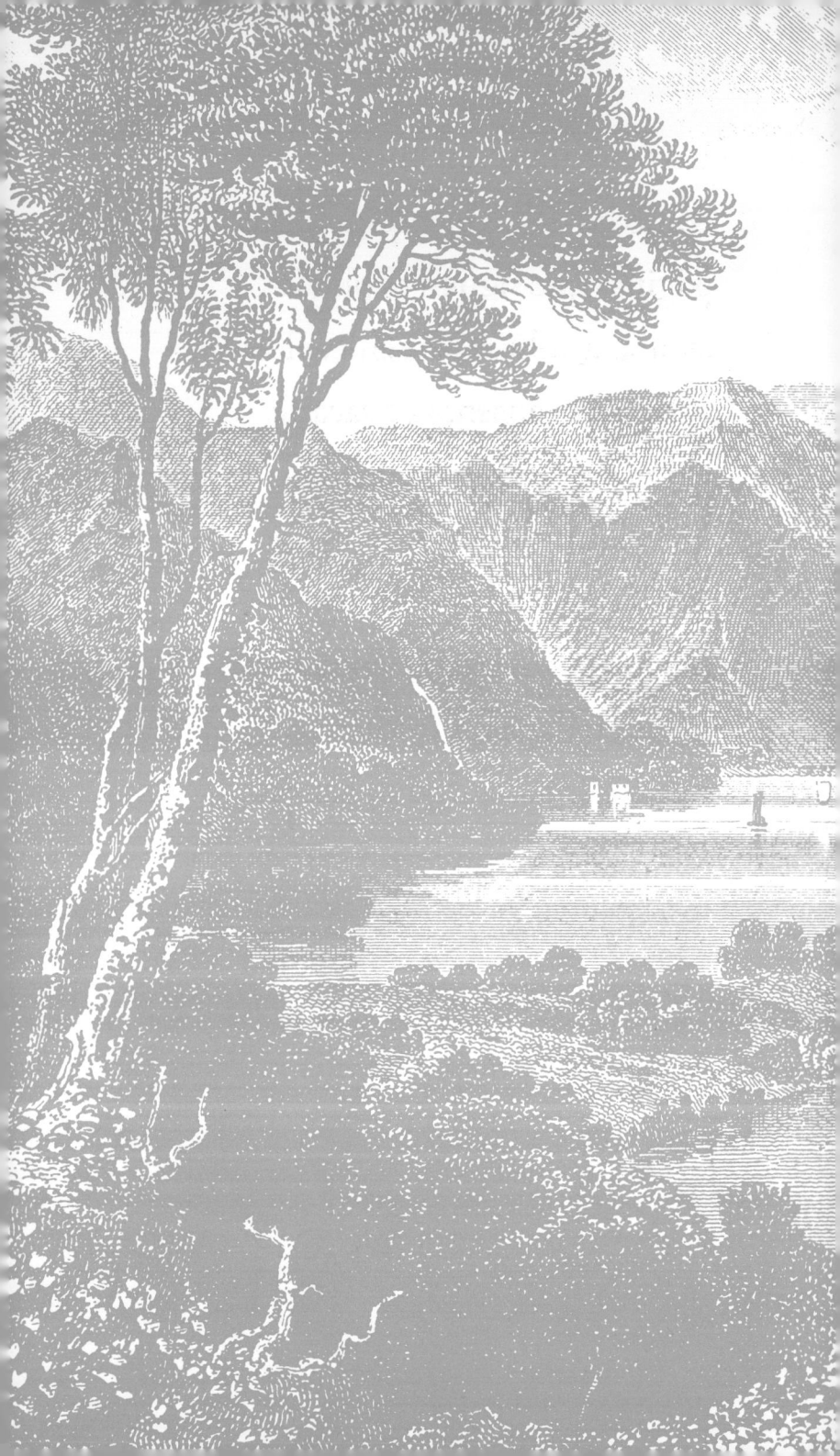

Una visualización guiada como las de los ejemplos de las páginas que siguen te puede ayudar a aplicar la técnica. La práctica te enseñará a sacarle más provecho y a usarla con mayor rapidez. Los ejemplos son breves, pero en Internet puedes encontrar orientaciones más detalladas. También te puede servir cualquiera de las muchas aplicaciones de visualización guiada.

En todos estos ejercicios acuérdate de respirar profundamente. Para concentrarte en la respiración, pon una mano en el diafragma y observa cómo sube al inhalar y baja al exhalar.

Coloca la otra mano en la parte superior del pecho para asegurarte de que no se mueva. La mayoría de nosotros respiramos con el pecho, lo cual puede mantener la respuesta al estrés.

La respiración profunda activa el sistema nervioso parasimpático para calmar el cuerpo y estabilizarlo.

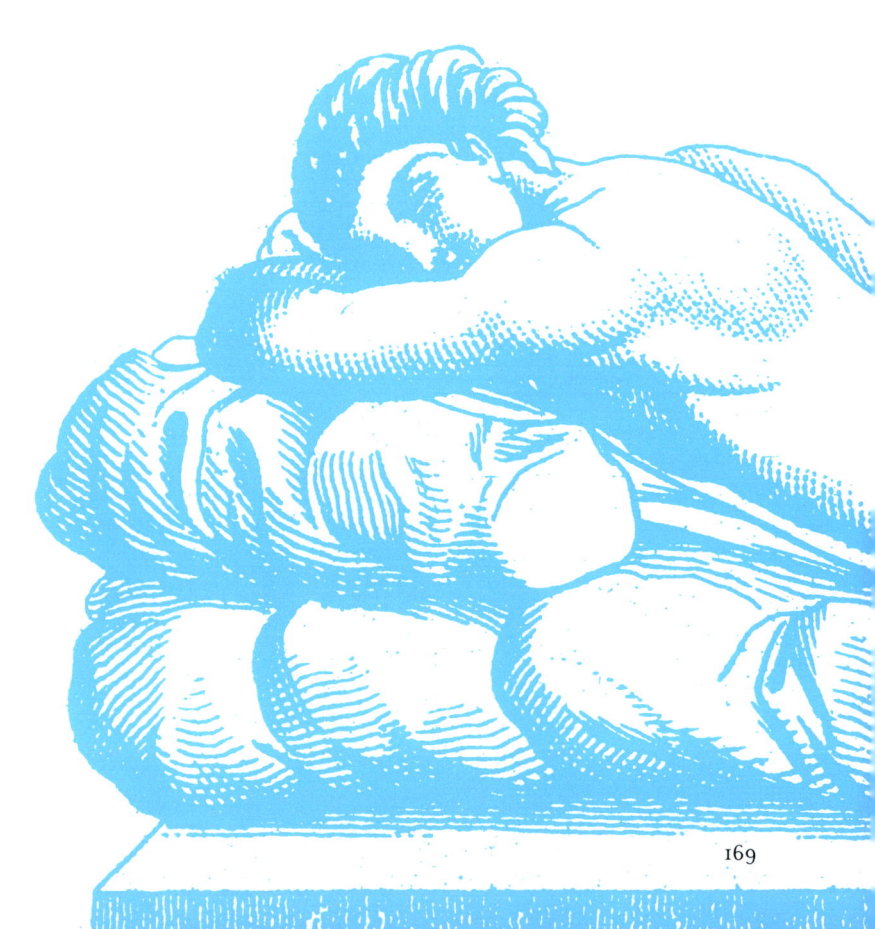

TU LUGAR ESPECIAL

Elige el sitio que más te guste, un lugar en el que te sientas tranquilo y seguro. Puede ser un jardín, una cascada, una habitación o cualquier otro que prefieras. Después, cierra los ojos, visualízate en ese lugar, relájate y respira profundamente.
Paséate por él despacio y observa los colores y las texturas de todo lo que te rodea. ¿Qué ves? ¿Qué sientes? ¿Qué oyes? ¿Qué hueles? Dedica un buen rato a andar. Analiza lo que percibes con cada uno de tus sentidos.

Observa cómo te sientes tranquilo y relajado, y recuerda esta sensación.

Di: «Estoy relajado, noto la calidez y el peso de mi cuerpo, y me siento seguro». Disfruta la sensación de profunda relajación.

Cuando estés preparado, abre los ojos despacio y vuelve al momento presente.

UN DÍA EN LA PLAYA

Imagina que vas andando por la playa en un día de sol radiante.

Cierra los ojos, visualízate en esa playa, respira hondo y relájate.

El cielo es azul, el agua cristalina, y oyes el sonido de las olas al romper mientras la brisa te acaricia la piel.

Sientes en los pies descalzos la calidez de la arena blanca que te cosquillea los dedos.

Llevas ropa ligera que el aire hace ondear, y respiras profundamente, aspirando el olor del aire fresco del mar.

Una sensación de libertad te impregna todo el cuerpo, te tumbas y te hundes en la arena suave y caliente.

Libera cualquier tensión, relaja los ojos y sigue respirando al compás de las olas.

Te vas relajando y relajando, profundamente.

Di: «Estoy relajado, noto la calidez y el peso de mi cuerpo».

«Aquí me siento seguro».

NO OLVIDES RESPIRAR

Hay muy buenos ejercicios de respiración para antes de acostarte, por ejemplo esta sencilla técnica 4-7-8, desarrollada por el doctor Weil y cuya parte más importante es aguantar la respiración, porque facilita que el oxígeno llene los pulmones y circule por todo el cuerpo, produciendo en todo él un efecto relajante.

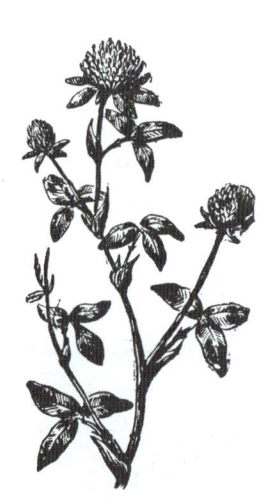

- Coloca la punta de la lengua pegada a la parte posterior de la encía superior y a continuación exhala como si fueras a silbar.
- Inhala silenciosamente por la nariz durante cuatro segundos.
- Aguanta la respiración siete segundos.
- Exhala por la boca durante ocho segundos, como si fueras a silbar.
- Repítelo cuatro veces.

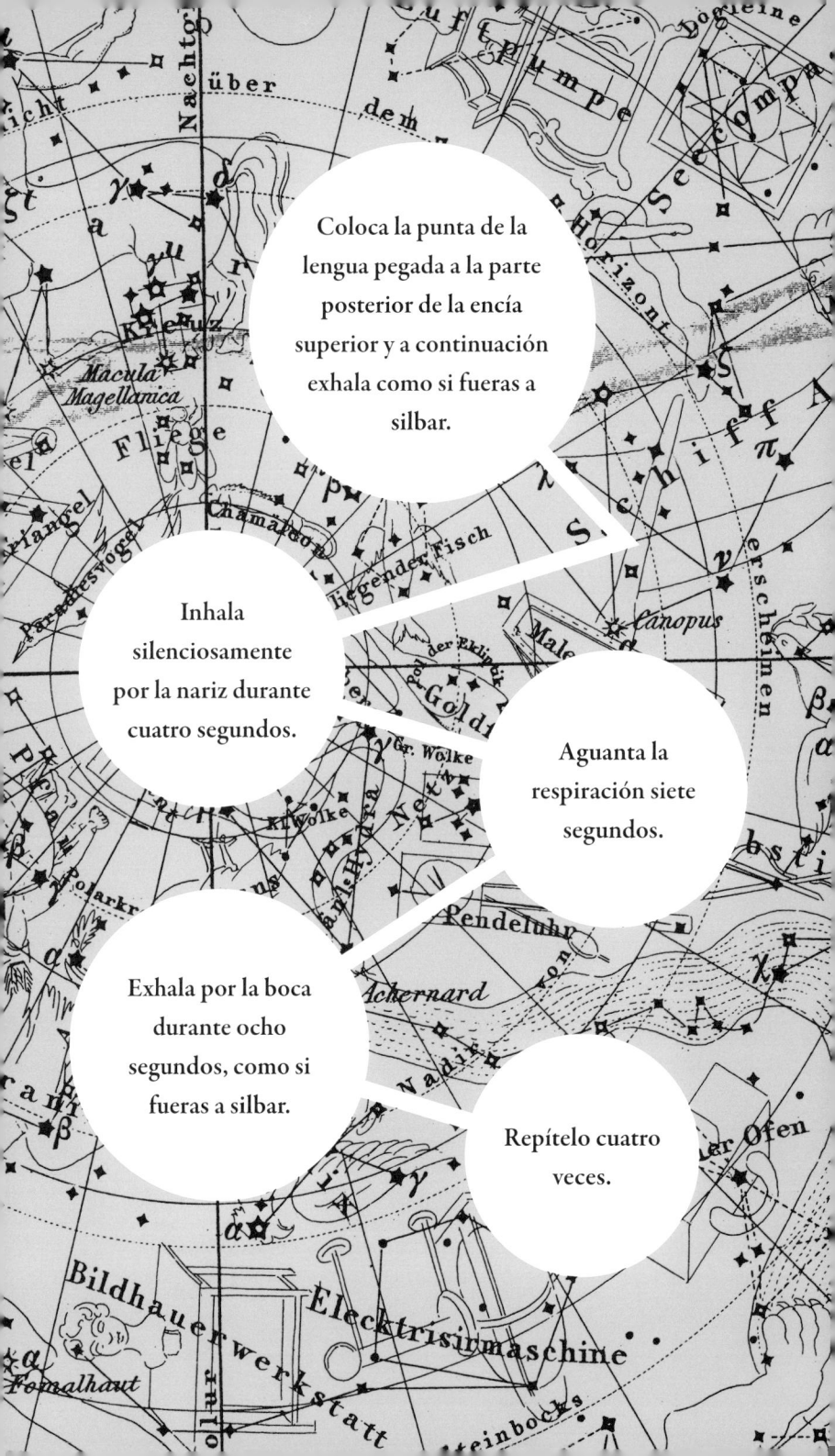

CAPÍTULO OCHO

el ritual

EL ARTE DE DORMIR

Tanto si has leído este libro de cabo a rabo como si simplemente lo has hojeado, espero que te haya ayudado a entender mejor por qué y cómo dormimos.

Ahora que conoces más tu particular paisaje del sueño, puedes adaptar los hábitos, el ambiente y la alimentación al desarrollo de tu particular ritual del sueño. No te asustes si aun así te cuesta dormir.

Recuerda que el descanso y la relajación, aunque no puedan sustituir al sueño, ayudan a rejuvenecer el cuerpo. El verdadero secreto del arte de dormir es encontrar el ritual que mejor te funcione.

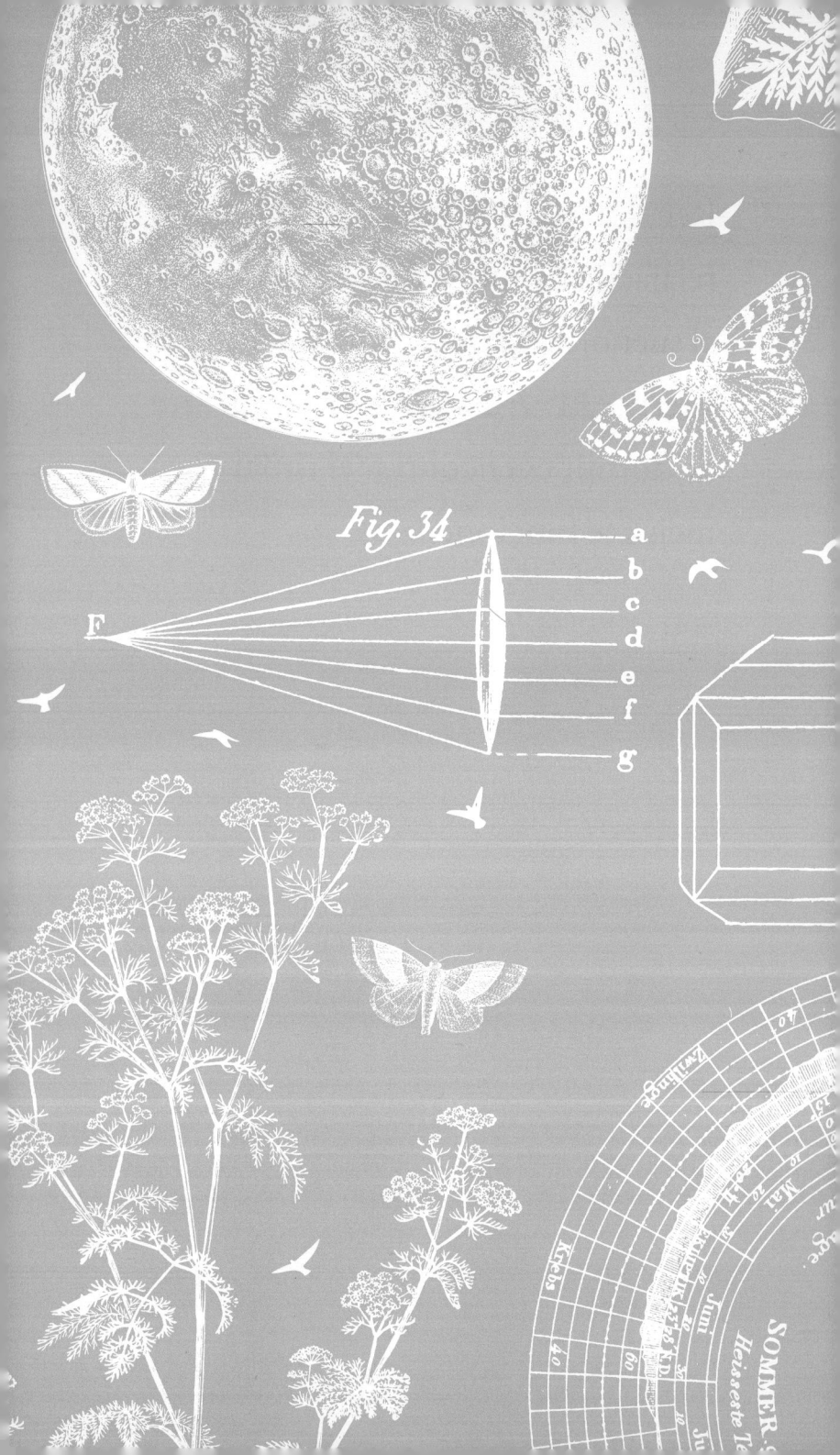

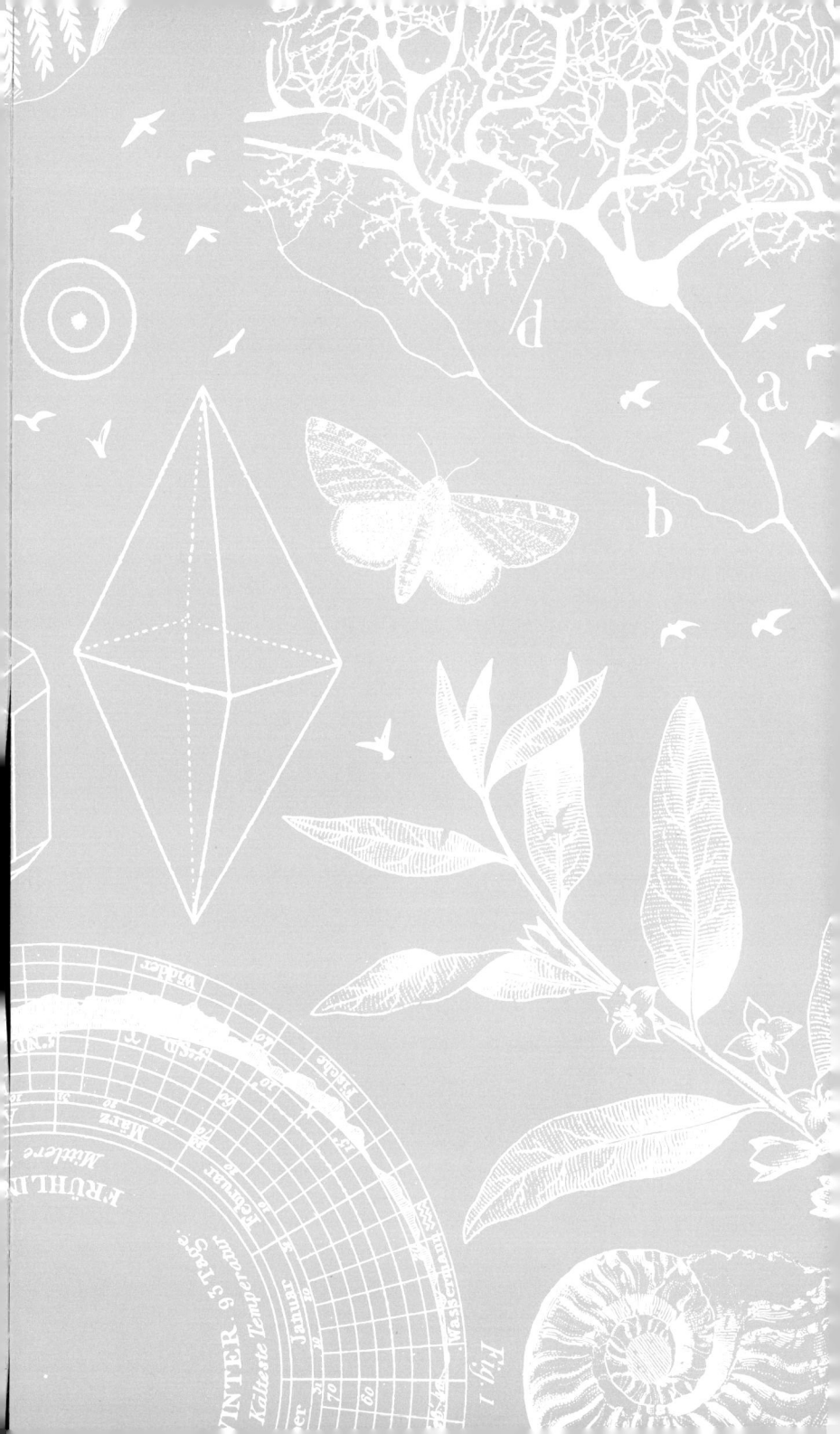

AGRADECIMIENTOS

Estoy enormemente agradecido a mi maravillosa agente, Dorie Simmonds, por contagiarme la locura de sacar adelante este libro. Su tenacidad y su confianza en mí me impulsaron a publicarlo. Doy las gracias a todo el equipo de HQ por su gran trabajo y todas las aportaciones que han hecho que este libro sea visualmente impresionante, en particular a Steve Wells, responsable del diseño y la maquetación. Gracias también a Charlotte Mursell por su orientación, dirección y seguimiento. Por último, gracias a todos los expertos e insomnes que han compartido conmigo sus ideas y experiencias en todo lo que al sueño se refiere.

EL AUTOR

Rob Hobson es nutricionista titulado, diplomado en Nutrición y Salud Pública. Desde hace más de doce años desarrolla su labor tanto en el sector público, dentro del Servicio Nacional de Salud y de diversas organizaciones benéficas, como en el privado, colaborando con numerosas empresas del sector sanitario y del bienestar en Reino Unido. Es autor de cientos de artículos que han aparecido en publicaciones como *Daily Mail, Daily Express* y *Women's Health*, colabora habitualmente en distintos programas de radio y televisión de su país, y es coautor del popular libro *Alimentación sana para vivir mejor*, traducido a varios idiomas. Rob es un apasionado de la salud y contagia su entusiasmo por las fórmulas sencillas y realistas para vivir mejor. Sus consejos –fruto de sus conocimientos como especialista y su experiencia personal– inspiran a pacientes de todo el mundo.